L'INOCULATION DE LA *PETITE VEROLE* DÉFERÉE A L'EGLISE ET AUX MAGISTRATS.

Dixit autem ſerpens ad mulierem, nequaquam morte moriemini. *Mais le ſerpent dit à la femme : Aſſurement vous ne mourerez point.* Geneſ. 3. 4.

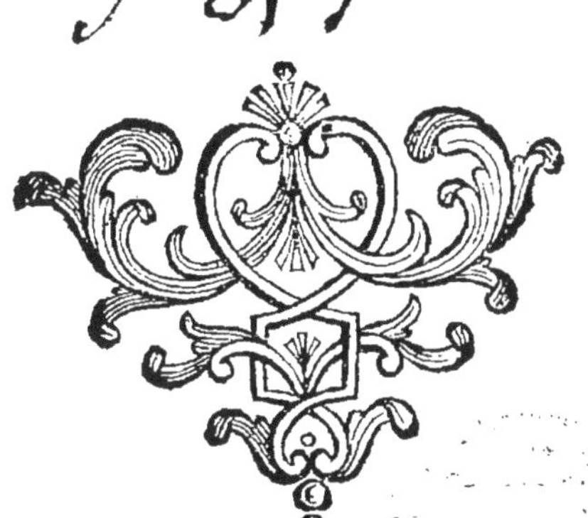

M. DCC. LVI.

L'INOCULATION

DE LA

PETITE VÉROLE

DÉFÉRÉE A L'ÉGLISE

ET AUX MAGISTRATS.

Dixit autem serpens ad mulierem, nequaquam morte moriemini. Mais le serpent dit à la femme : Assurément vous ne mourrez point. Genes. 3. 4.

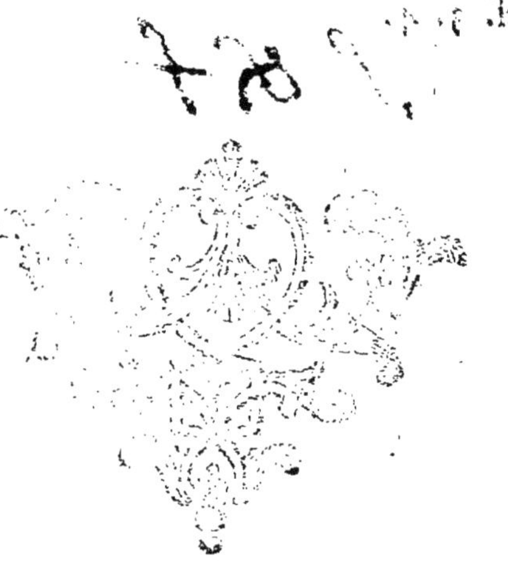

M. DCC. LVI.

A
NOSSEIGNEURS
LES ARCHEVESQUES ET EVESQUES DE FRANCE,

A tous Messieurs les Curés & autres Ecclésiastiques ayant la charge des Ames,

A tous Messieurs les Docteurs en Théologie de toutes les Universités du Royaume,

A tous Nosseigneurs les Magistrats ayant la grande Police de l'Etat.

Agitur enim de pelle humana. *Il est question de la peau des hommes.*

MESSEIGNEURS ET MESSIEURS,

Ille qui non removet ea ex quibus sequitur homicidium, si de-

beat removere, erit quodam modo homicidium voluntarium. Si quelqu'un est en droit d'écarter ou de défendre les choses qui peuvent produire un homicide, & qu'il ne les écarte, ou ne les défende pas, l'homicide est en quelque façon censé fait de son consentement. *S. Thom.* 2. 2. *q.* 6. *art.* 8. *in corp.*

Indirecte vero, quando aliquis non impedit, cum possit & debeat impedire; vel quia subtrahit præceptum sive consilium impediens furtum, vel rapinam; vel quia subtrahit suum auxilium, quo posset obsistere; vel quia occultat post factum: quæ his versibus comprehenduntur.

Jussio, consilium, consensus, palpo, recursus:
Participans, mutus, non obstans, *non manifestans.*

On concourt indirectement au

dommage du prochain, lorſque le pouvant & le devant empêcher, on ne l'empêche pas: ou en ne défendant pas de dérober, ou en ne conſeillant pas de s'en abſténir, ou en ne s'oppoſant pas lorſqu'on peut le faire, à ceux qui cauſent du dommage, ou ne découvrant pas ceux qui l'ont cauſé. Ce qui eſt compris dans les deux Vers cités. Neuf manieres de participer au péché d'autrui.

En l'ordonnant. En le conſeillant. En y conſentant. En le louant. En recelant. En y participant. En *gardant le ſilence*. En *ne s'y oppoſant pas*. En ne le déclarant pas. *S. Thom.* 2. 2. *q.* 62. *art.* 3. *in corp.*

Mutus hic dicitur qui tacet, non loquendo, conſilium aut præceptum dando, reprehendendo, diſſuadendo, prohibendo impedire poſſet ne alius damnum inferat. On appelle ici muet celui qui ſe rait, lorſqu'en parlant, en conſeillant, en inſtruiſant, en reprenant, en diſſuadant, en défendant, il peut empêcher qu'un autre ne préjudicie à ſon prochain. *Fr. Sylvius* 2. 2. *q*. 62. *art*. 7. *de Mut.* &c.

L'INOCULATION

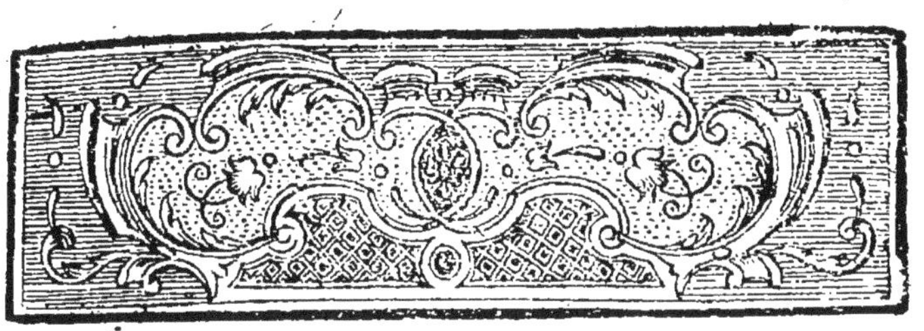

L'INOCULATION DE LA *PETITE VEROLE* DÉFERÉE A L'EGLISE ET AUX MAGISTRATS.

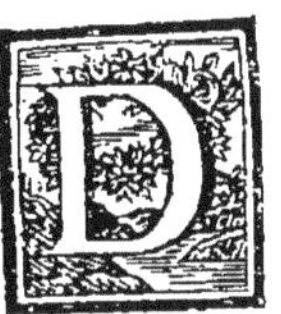

DE toutes les entreprises hazardées sous le prétexte spécieux du bien public, il y en a peu qui ait mérité un examen plus scrupuleux & plus desintereſſé, plus dépouillé de préventions & de préjugés, que celle de tenter de prévenir une maladie dangereuſe, en donnant cette même maladie; car c'eſt la fin que ſe propoſe l'Inoculation.

Cette entrepriſe inouie oſe mettre en balance les intérêts de la religion & de l'humanité, avec ceux de la politique ; elle prétend sauver le corps en risquant la perte de l'âme : à l'exemple de certains peuples barbares, elle destine des sacrifices humains à l'expiation de la multitude ; ceux qui la protégent, semblables au plus inique de tous les Juges, prononcent avec Caïphe ; *Expedit, unum hominem mori pro populo.* Il est utile qu'un seul homme meure pour tout le peuple. *S. Jean.* 18. 14.

Voilà le précis de la question déferée au jugement des Ministres de l'Eglise & à celui des Ministres de la Justice. Question que l'on se propose d'exposer moins par son côté physique, que par celui qui se rapporte tout entier à la morale. La saine Médecine sçaura discuter le premier & le mettre dans son vrai jour.

C'est du Mémoire lû par M. de la Condamine à l'Assemblée publique de l'Académie Royale des Siences, le 24 Avril 1754, que l'on tirera principalement l'exposé qu'il est nécessaire de faire ici. Cet Académicien illuſtre, ſéduit par ſon zèle pour le bien public, a raſſemblé dans ce diſcours tout ce que l'on peut dire en faveur de l'Inoculation; il l'a tiré, comme il n'en diſconvient pas lui-même, des écrits de ceux qui avant lui ont voulu accréditer cette méthode; il n'eſt garant de rien, auſſi ce n'eſt pas ſur lui que réjailliront les réflexions que l'on ſe propoſe de faire ſur cet Ecrit. Nous reconnoiſſons ſans héſiter, que ſon intention eſt auſſi droite que ſon cœur. Heureux ſi tous les Evangeliſtes de cette nouvelle pratique euſſent été auſſi deſintereſſés que lui, la queſtion que l'on eſt obligé de diſcuter aujourd'hui, eut été décidée par eux-mêmes, elle eut été enſevelie dans le mépris & dans l'oubli. S'il échappe quelque vivacité, qu'elle ſoit imputée au zèle, & non à l'aigreur. C'eſt l'erreur que l'on pourſuit & non ceux qu'elle a ſéduit. L'on eut deſiré de n'avoir point à la relever dans l'Ouvrage d'une perſonne d'une réputation légitimement méritée; mais les plus grands hommes, dans quelques inſtans de leur vie, ſont quelquefois devenus des hommes ordinaires.

L'ART de communiquer méthodiquement le venin de la Petite Verole, a paſſé d'Aſie en Europe. Pratiqué, dit-on, de tems immémorial en Circaſſie, en Georgie, & dans les pays voiſins de la Mer Caſpienne; il s'établit dans le pays de Galles, Province d'Angleterre : par quelle voie, & dans quel tems ? c'eſt ſur quoi l'hiſtoire de cet Art, ne donne aucune lumiere. Autrefois connu à Conſtantinople, il y eſt rapporté en 1673, par une femme Theſſalienne, chéri des Chrétiens Grecs; il eſt rejetté par les Muſulmans. Dès le dix-ſepiéme ſiécle, on le mettoit en uſage à la Chine. Il paſſe enfin en Angleterre en 1717, ſous les auſpices d'une Dame de nom; il y eſt d'abord accueilli, il y ſouffre enſuite de fortes contradictions, mais enfin il s'y accrédite & s'y établit. De-là il voyage en Hollande, à Genêve; & aujourd'hui il tente de s'introduire en France, à la faveur de la grande réputation qu'il a acquise dans ses voyages.

Telle est l'origine que ses propres Panégyristes donnent à cet Art nouveau. Quelle naissance, quelle éducation! Des peuples barbares, sans religion & sans mœurs, adonné dès leur enfance aux débauches les plus honteuses, engagés par un intérêt criminel à conserver la beauté de leurs enfans, pour en faire un trafic infâme avec les Turcs & les Persans; un autre peuple chez qui la superstition & l'amour de la singularité ont l'air de la religion & de l'humanité; une nation flottante dans une multitude de grossieres erreurs, avare, superstitieuse, pusillanime; une autre nation plongée dans le septicisme, prêtant une oreille attentive à tous les systêmes de religion que peuvent produire les imaginations les plus déreglées, qui réduit sa foi, ses mœurs au calcul & aux avantages temporels; une République qui donne asyle indifféremment à tous les cultes, à toutes les sectes; une Ville où la plus pernicieuse de toutes les hérésies a établi le centre de ſon empire : ce ſont là les modéles & les exemples que l'on nous propoſe d'imiter ſans examen, ſans ſcrupule, dans une affaire où la conſcience & la loi divine peuvent avoir un intérêt ſenſible. Que reſte-t-il de plus à nous perſuader ? Que c'eſt chez ces peuples, chez ces nations que nous devons choiſir des Médecins pour nos ames, avec autant de confiance que nous en appellons de chez eux pour ſe jouer de nos vies.

La méthode de communiquer artificiellement la Petite Verole, a reçu divers noms, ſelon les diverſes idées qu'on s'en eſt formé & ſelon les différentes manieres dont elle a été pratiquée ; c'eſt ſous ceux de tranſplantation, d'inſertion, & d'inoculation qu'elle eſt le plus connue ; c'eſt ſous ce dernier nom qu'elle ſe préſente, depuis qu'elle a été rectifiée, ameliorée par la Médecine Angloiſe. Or l'inoculation eſt l'introduction du pus empoiſonné de la Petite Verole, par des ouvertures faites à la peau, dans un corps ſain, préparé ſelon l'art. Amis, ennemis, perſonne ne peut autrement la définir, & de-là que de préjugés contre elle.

La défenſe de la Petite Verole artificielle eſt fondée ſur des accuſations exagerées contre la Petite Verole naturelle, ſur des ſuppoſitions, ſur des faits avancés avec partialité, ſur l'innocence & la légitimité du moyen trop légerement préſumées. Les Inoculateurs enfin s'efforcent de détruire les objections faites contre leur nouvelle pratique, par des raiſonnemens peu ſolides, par des autorités ſuſpectes, par de fauſſes comparaiſons. Tous ces chefs ſeront diſcutés dans l'analyſe qu'on ſe propoſe de faire du Mémoire de M. de la Condamine.

PREMIERE ACCUSATION.

La Petite Verole détruit, mutile, ou défigure un quart du genre humain. *Mém. de la Condam. p.* 1.

DÉFENSE.

L'on ſuppoſe, ſans examen, que le calcul eſt juſte. Il y a donc trois quarts du genre humain à couvert de la Petite Verole, ou de ſes ſuites, auquel par conſéquent l'inoculation devient tout au moins inutile. Or de ces trois quarts il y en a plus d'un quart & demi, & c'eſt beaucoup ſe reſtreindre, qui ne doit jamais avoir cette maladie, & auquel par conſéquent l'inoculation ſera inconteſtablement nuiſible. Mais par quel moyen maintenant diſtinguera-t-on ce quart & demi qui ne doit jamais avoir la Petite Verole, d'avec ce quart qui riſque d'en être mutilé, défiguré ou détruit ? L'on n'en préſente aucun. Ainſi l'on hazarde, comme on dit, de confondre l'innocent avec le coupable; ainſi, en propoſant l'établiſſement de l'inoculation, l'on hazarde de donner la Petite Verole à plus d'un quart & demi du genre humain à qui la Providence ne la deſtinoit point. Or, ſi dans ce quart & demi il meurt ſeulement un ſeul homme de l'opération, poſſibilité qu'aucun Inoculateur ne ſçauroit avoir l'audace de nier, il arrivera que cet homme ſera tué contre l'ordre naturel, contre l'ordre de la Providence : par conſéquent l'Inoculateur, & ceux qui auront conſenti en quelque maniere que ce ſoit à l'inoculation, ſeront coupables d'homicide.

Mais pourquoi tant ſe récrier contre les dangers de la Petite Verole naturelle? Elle n'eſt à craindre que lorſqu'elle entre dans la claſſe des épidimies : & quelles ſont les maladies épidimies qui ne ſoient autant ou plus à craindre qu'elle ? Sans parler de la peſte & de ſes eſpéces, les fiévres continues, les eſquinancies, quelques ſortes de rhumes, les fluxions de poitrine, les pleureſies, n'enlevent-elles pas dans certaines années, dans certaines ſaiſons plus de la moitié de ceux qu'elles attaquent. Que de larmes, ces deux dernieres ſur-tout, ne font-elles pas répandre tous les ans dans Paris ! Que ne peut on trouver l'art d'inoculer ces maladies ! Il ne faut déſeſpérer de rien. Ah ! que la mort ſera bien attrapée !

II. ACCUSATION.

Peu de familles échappent au tribut fatal qu'exige la Petiie Verole. *Mém. de la Condam. p. 1.*

DÉFENSE.

L'on ne peut refuſer de convenir qu'au moins un quart & demi des humains n'aura certainement jamais la Petite Verole, mais de l'aveu même de l'Auteur du Mémoire, trois quarts du genre humain ne ſont ni détruits, ni mutilés, ni défigurés, donc dans un grand nombre de familles; le tribut de la Petite Verole ou n'eſt point payé ou n'eſt point fatal. Donc ceci n'eſt qu'une pure exageration. *Voyez un paſſage de Fernel cité ci-après dans les Remarques ſur la ſuite de la ſixiéme Objection.*

III. ACCUSATION.

Plus les têtes que la Petite Verole menace ſont élevées, ou précieuſes, plus il ſemble que les armes qu'elle emploie ſont redoutables. *Mém. de la Condam. p. 2.*

DÉFENSE.

La seule Petite Verole n'est pas coupable de cet excès ; personne n'ignore combien on seroit en droit d'intenter la même accusation contre toutes les maladies aigues & inflammatoires : mais ce seroit dans le fond une chicane fort injuste. Pourquoi ? Parce que ce sont bien souvent les armes qu'on emploie contre ces maladies, sur-tout contre la Petite Verole, qui rendent les leurs si redoutables.

Sydenham l'Hipocrate de l'Angleterre, ce *Sydenham* auquel, tant que la fiévre regnera dans le monde, l'humanité devra les plus grands tributs de reconnoissance ; Baglivi l'admirateur zelé de la bonne Médecine, le fleau de la mauvaise, l'un des plus sages, des plus éclairés, des plus sinceres Médecins de notre siécle, vont dévoiler ce mystere.

Ex dictis, ut obiter attingam, facile erit, vulgare illud problema solvere : quia fiat scilicet ut per pauci adeo è plebe hoc morbo (nempe variolis) pereant, si ad eos comparentur, qui inter divites eodem trucidantur; quod quidem vix ad aliam causam potest referri, quam quod ob rem domi angustiorem, & agreste vivendi genus; vix illis fiat copia sibi nocendi regimine magis accurato ac delicatiori. Quin imo & plures inter vulgus jugulavit hic morbus, ex quo Mithridatii, Diascordii, decocti C. C. &c. usum didicere, quam in sæculis indoctioribus quidem & magis sapientibus. On remarquera en passant qu'il est facile, par ce qu'on vient de dire, de résoudre ce problême commun, pourquoi dans le peuple il en meurt si peu de la Petite Verole, en comparaison du grand nombre de gens aisés qui en périssent. On ne peut presqu'en assigner d'autre cause, que la pauvreté & la vie dure, qui ne lui permettent gueres de se nuire par un rigime trop recherché & trop délicat. D'ailleurs on voit clairement que ce mal enléve bien plus de cette sorte de gens, depuis qu'ils ont appris à se servir du Mithridate, du Diascordium, de la décoction de C. C. &c. qu'il ne faisoit dans des siécles moins éclairés, mais plus sages. *Sydenh. cap.* 2. *Variol. regul. an.* 1667. 68. & *part.* 69.

Filii Magnatum frequentius ex inutili remediorum copia, quam ex vi morbi pereunt, præsertim si acute laboraverint. Les enfans des grands Seigneurs périssent plus souvent par l'abondance superflue des remédes que par la violence du mal, sur-tout lorsqu'ils sont attaqués de maladies aigues. *Bagl. lib.* 1. *Prax. Med. c.* 13. §. 5.

In acutis circa duo potissimum peccant Medici, vel in nimia atque tumultuaria remediorum farragine, vel potius in intempestivo, & à methodo eorumdem usu; unde tot incommoda in ægris, & tam variæ atque inconstantes morborum periodi, & incredibiles ad invicem permutationes; quas quidem rudes Medici naturæ morbi, non vero inconstantibus suis, ac speculativis medendi methodis attribuunt. Dans les maladies aigues les Médecins péchent principalement en deux points, ou dans l'excessif & tumultueux fatras des remédes, ou plutôt dans l'application à contre-tems & déplacée qu'ils en font; c'est d'où naiſſent tant de dommages pour les malades; tant de périodes & des retours variables & inconſtans dans les maladies, tant d'incroyables métamorphoſes d'un mal en un autre, deſquels des Médecins ignorans accuſent la nature de la maladie, plutôt que leurs méthodes dereglées & imaginaires. *Idem L.* 1. *Prax. Med. de feb. in gener.* §. 1.

Mille differentia, & gravia obſervo accidentia, quæ frequenter ſoboles ſunt methodi depravatæ, non vero naturæ morbi. Je remarque mille diverſes & fâcheuſes circonſtances, qui ſont plutôt les triſtes rejettons d'une méthode corrompue que ceux de la nature de la maladie. *Idem ibid. de feb. malig. & meſſent.* §. 1.

Si alicubi, certe in Medicina, multa ſcire oportet, & pauca agere, præſertim dum ad curationem morborum vel nimis acutorum, vel complicatorum deſcendimus. S'il y a quelques occaſions où il faut beaucoup ſçavoir & agir peu, c'eſt certainement dans la pratique de la Médecine, ſur-tout quand nous nous embarquons dans la cure de maladies fort aigues

& fort compliquées. *Idem L. 2. c. 11. §. 16.*

Les passages suivans méritent d'autant plus d'attention, qu'il y s'agit précisement de la Petite Verole.

Variolarum eruptio opus est naturæ, ei igitur parendum, ejus motibus per opportuna remedia obsecundandum. Enim vero magna sapientiæ pars est, in morbis potissimum vero acutis curandis mentem à præjudiciis scientiarum, theoriarum, errorum vulgi, præceptorum, propriarum animi inclinationum &c. liberam servare, nec per intempestiva medicamenta dirigentis naturæ motus pervertere. L'éruption de la Petite Verole est l'ouvrage de la nature; il faut donc suivre ses mouvemens en les secondant par les remédes qui leur conviennent. Car c'est une grande preuve de sagesse & de discernement, lorsqu'il s'agit sur-tout de maladies aigues, de sçavoir dégager son esprit des préjugés des sciences, des spéculations, des erreurs du vulgaire, des enseignemens reçus, de ses propres penchans, &c. & de ne point troubler les mouvemens de la nature qui nous guide, par des remédes placés à contre-tems. *Idem Lib. 1. Prax. Med. de Variol. & morbill.*

Hodierni vero Practicantes talium præceptorum, aut obliti, aut contemptores, toto febrilis accensionis tempore, non solum assiduis remediorum formulis pene conficiunt ægrotantem, sed morbum natura sua benignum in classem chronicorum, aut lethalium redigunt. Les Praticiens d'aujourd'hui oubliant ou méprisant de semblables instructions, non seulement assomment leurs malades par de continuelles formules de remédes pendant les ardeurs les plus vives de la fiévre, mais ils transportent souvent un mal bénin de sa nature dans la classe des maladies chroniques, ou des maladies mortelles. *Idem Lib. 2. c. 12. §. 6.*

Illæsa, ut opinor, verecundia fateri possum, me inflammatorias febres præsertim Variolosas, post sectam venam (si tamen nimius febris ardor impetus humorum ad caput, aut alia viscera, & aliæ causæ hisce analogæ eandem exposcerent) tenuem victum præscriptum, & diluentia prudenter,

denter, ac tempeſtive ordinata ſæpius feliciſſime curaſſe; neque quiſquam Variolis laborans de vita periclitatus eſt, dummodo eumdem præfata methodo tractaverim. Eamdem quoque methodum in reliquis continuis acutiſque adhibeo, talia enim tantaque inter initia præſcribo remedia, qualia quantaque ſufficiunt ut ſanguis febricitans inter debitos fermentationis limites coerceatur; dum vero morbus ad ſtatum vergit, tunc ſedulus ſpectator, naturæ reliqua committo; & ab illius oraculo pendeo, qua progrediendum via mihi ſit, in eliminando peccante humore cocto jam, & deſpumato, vixque fateri poſſum, quam jucunda delectatione per hanc methodum obſervaverim febriles acceſſiones leniter, & amice ſeſe excipere, tempora ſua juxta præſcriptos naturæ ordines percurrere; ebullitionem febrilem naturali ordine ſemper procedere, nec furentibus ſymptomatis, aut intempeſtivis exacerbationibus remediorum perturbari; criſes denique, ſive deſpumationes ſingularum acceſſionum; nec non deſpumationes generales circa finem morbi adamuſſim abſolvi. Contra vero dum continuo remediorum usu naturæ opus perturbabatur, omnia in deterius ire conspiciebam. (1) Je crois que je puis dire sans blesser la modestie, que j'ai souvent & très heureusement guéri les fiévres inflammatoires, sur-tout celles causées par la Petite Verole, en ordonnant après la saignée, (si tant est que la trop grande ardeur de la fiévre, l'impétuosité des liqueurs qui se portoient à la tête, ou à quelqu'autre viscere, ou bien d'autres causes analogues à celles-ci, exigeassent qu'on eut saigné) en ordonnant, dis-je, une nourriture légere, & des délayans placés avec prudence & dans les tems convenables; ensorte qu'aucun malade de la Petite Verole n'a été en danger de la vie, lorsque je l'ai traité suivant cette méthode. Je me conduis de la même maniere dans les autres maladies continues & aigues; dans les commencemens je prescris des remédes de telle

(1) Baglivi écrivoit à Rome, il sçavoit varier sa pratique suivant les indications de la nature, il ne faisoit pas la Médecine en courant, &c.

qualité, & en telle quantité, qu'ils puissent contenir le sang febrile dans les justes bornes de la fermentation ; mais lorsque la maladie arrive à ce qu'on appelle son état, alors, spectateur diligent & attentif, j'abandonne le reste à la nature. J'attends que ses oracles me marquent le chemin que je dois tenir pour chasser l'humeur peccante déja parvenue à sa coction & à sa despumation ; & je ne puis exprimer avec quel plaisir j'ai remarqué que par cette méthode les accès se succédoient d'une maniere amiable & moderée, qu'ils parcouroient l'espace de tems destiné à leur durée selon les loix marquées par la nature ; que les redoublemens marchoient toujours dans l'ordre naturel, & n'étoient point troublés par de violens symptômes, ni par l'irritation des remédes donnés mal-à-propos, qu'enfin les crises ou les despumations de chaque accès, aussi-bien que les despumations générales vers la fin de la maladie, se terminoient avec la derniere exactitude ; mais au contraire l'usage assidu des remédes bouleverſoit l'œuvre de la nature, & alors je voyois toutes choſes aller de plus mal en plus mal. *Idem ibidem*, §. 7.

Médecins, Inoculateurs, Malades, écoutez & jugez ſi ces paſſages ſont inutiles, trop longs, & mal placés, ſi la Petite Verole eſt auſſi criminelle qu'on l'en accuſe, comparez ce langage à cette parole ſi connue & plus digne d'un Boucher que d'un Médecin : *Il faut bien*, diſoit l'Hiſtorien, *que la Petite Verole s'accoutume à la ſaignée.*

Liſter, Médecin de Londres, ſuffiſamment accrédité parmi ſes Concitoyens, a penſé ſur les dangers de la Petite Verole d'une maniere preſqu'uniforme à celle de Baglivi ; il les fait, comme lui, conſiſter bien plus dans la méthode de traiter cette maladie, que dans la maladie elle-même. Il a le courage & la probité de menager fort peu ſes Confreres ſur un article ſi humiliant pour eux.

Quidquid itaque vani homines de eorum methodo, in hoc morbo curando, nuper jactitarunt, non ſine ingenti cautela & ſuſpicione admittendum eſt. Etenim cum res naturaliter ad ſanitatem tendat, quid tua auxilia magnopere laudas? An non ſupervacanea aut noxiæ potius cenſenda ſunt? His certe remediis populus non utitur, & tamen vix unus è quadrageſimo ægroto apud plebem moritur; inſtitue computum tuum, de tuis (ſcio) multo plures occidunt. Ainſi ce n'eſt qu'avec beaucoup de précaution & de défiance qu'on doit admettre tout ce que quelques perſonnages pleins d'eux-mêmes, ont publié depuis peu, à la louange de leur méthode de traiter cette maladie. Car, Meſſieurs, les choſes par elles-mêmes tendantes à une fin favorable à la ſanté : pourquoi vanteriez-vous avec tant d'emphaſes les ſecours que vous offrez? N'eſt-on pas en droit de les prendre pour des moyens ſuperflus, ou plutôt nuiſibles? En effet les petites gens ne font aucun uſage de vos remédes, cependant de quarante malades de la Petite Verole, à peine en meurt-il un ſeul parmi le peuple. A préſent vous, dreſſez vos comptes, je ſçais qu'il s'en faut bien que ceux que vous traitez ne soient aussi heureux. *List. Tract. de Variol.*

PREMIERE SUPPOSITION.

Nous portons le germe de la Petite Verole dans notre sang. *Mém. de la Condam.* p. 1.

OBSERVATION.

Nous portons le germe de la fiévre, de la colique, d'une dislocation, d'un coup de pistolet, celui de la mort même dans notre sang. Cela se peut dire aussi commodément, aussi agréablement, aussi sensément de tous les maux, de tous les dérangemens, de tous les accidens auxquels notre frêle machine est justement assujettie. Non, non, notre sang n'est point essentiellement impregné du germe proprement dit d'aucune maladie. Quelle boëte de Pandore seroit-ce que le corps humain! Les maladies & la mort sont la punition du péché d'Adam. Adam étoit créé avant les maladies, elles étoient donc hors de lui, & elles y sont restées.

Dieu les tient dans sa main, il les introduit en nous par divers moyens, dépendans à son gré de diverses causes qui nous semblent naturelles, il les fait servir à nous châtier, à nous éprouver, à nous purifier, quand & comment il plaît à sa sagesse immuable. La disposition de nos organes est la même qu'elle fût dans le premier homme, il ne tenoit qu'à lui de ne point devenir sujet aux maladies, de n'y point assujettir sa posterité, non plus qu'à la mort qui en devient enfin une suite nécessaire. Nos organes sont tels qu'ils ne peuvent être blessés ni alterés que par des causes occasionnelles. Une montre bien faite est dérangée par le fétu qui s'introduit dedans, c'est pour elle une maladie; mais on ne dira point qu'elle portoit en elle, dans ses ressorts, le germe de ce fétu. Voilà ce qu'enseignent la bonne Physique, la saine Théologie, le sens commun abandonné à lui-même, tout le reste est verbiage, paroles vaines & inutiles.

Mais si quelqu'un étoit assez absurde pour soutenir que c'est un privilége particulier à la Petite Verole d'avoir son germe dans le sang, ce droit singulier lui seroit facilement enlevé par le seul témoignage de l'illustre Fernel, l'ornement de la France & celui de la Médecine.

Ce Restaurateur de la science d'Hipocrate, en combattant le sentiment impertinent des Arabes, qui assignoient pour causes de la Petite Verole & de la Rougeole de prétendus restes du sang menstruel, prouve sensiblement que ces maux, ainsi que les autres maladies pestilentielles, doivent leur naissance à des dispositions particulieres de l'air & des saisons, & ce sentiment est celui de tous les Maîtres de la Médecine.

Hæc vero mala ex communi quadam causa toti aeri conspersa originem habere, luculenter demonstrant, quod non solum fervidiore cœlo, sed & hyeme interdum grassantur, &c. Rien ne prouve mieux que ces maladies tirent leur origine de quelque cause commune répandue dans toute la masse de l'air, que ce qu'elles font leurs ravages, non seulement pendant les plus grandes chaleurs, mais quelquefois

quelquefois même pendant l'hyver, &c. *Voyez les preuves qu'il apporte tout de ſuite de ſon opinion*, L 2. de abdit. rer. cauſ. c. 12. de morb. peſtil.

IIe. IIIe. & IVe. SUPPOSITIONS.

(Seconde), l'Inoculation préſervatif sûr; (troiſiéme), avoué par la raiſon; (quatriéme), permis, autoriſé par la religion, s'offre à nous pour arrêter le cours de tant de maux. *Mém. de la Condam. p. 2.*

OBSERVATION.

Sur la (ſeconde): N'eſt-ce pas-là préciſément ce qu'on appelle, ſe cacher dans l'eau peur de la pluie; ſe rendre malade pour ne l'être pas; quel préſervatif! mais où eſt la ſûreté? Les Inoculateurs de bonne foi, ne nient pas que quelques inoculés ne puiſſent mourir de la Petite Verole inoculée; & malgré tout le clabaudage des Zélateurs, il eſt de notoriété publique que par cette nouvelle pratique pluſieurs ont ſouffert les plus terribles deſaſtres.

Sur la (troisiéme) : La raison avoue si peu ce préservatif, qu'elle ne cesse de crier, que rien n'est moins selon elle & le bon sens que d'aller, pour ses proches, pour ses enfans, pour soi-même, au-devant d'un mal qui peut tuer, estropier, rendre infirme pendant longues années, ou défigurer pour toujours quelqu'un, qui dans l'ordre naturel n'auroit jamais eu ce mal.

Sur la (quatriéme) : Mais comment sçait-on que la religion permet & autorise l'Inoculation ? Est-ce sur l'usage qu'en ont fait les Georgiens & les Circassiens ? Est-ce sur l'exemple des Grecs Schismatiques de Constantinople (1), dont Timone soupçonnoit les Prêtres de vendre à la Thessalienne des Sujets pour ses expériences. Que l'on établit cette supposition ? Quelques Ecclésiastiques Anglicans éblouis, enthousiasmés, ont prêché en faveur de l'Inoculation ; les Hollandois, les Genevois l'ont pratiquée & soufferte sans que leurs Ministres se soient élevés contre elle : quelle autorité, quels

(1) Pag. 26. du Mém. de la Condam.

Casuistes pour rassurer des consciences Catholiques ! Mais qu'ont dit les Evêques & les Pasteurs Catholiques d'Angleterte & d'Irlande ? C'est ce que l'intérêt de l'Inoculation exige que l'on dissimule, c'est pourtant de quoi il eut fallu s'informer exactement, c'est d'eux qu'il eut fallu apporter des attestations avant de prendre le ton affirmatif. Vainement avance-t-on (1) que neuf Docteurs de Sorbonne ont prononcé : » *Qu'il étoit licite dans la vue d'être utile au* » *public, de faire des expériences de cette pra-* » *tique ;* « si l'on ne nomme point ces Docteurs, si l'on ne produit point l'exposé qui leur a été fait, si l'on ne montre point les autorités sur lesquelles ils ont établi leur décision. Qui sçait s'ils n'auroient pas été séduits par de faux points de vue, par des apparences trompenses ; l'amour du bien public n'a-t-il pû leur en imposer ? Ces Docteurs étoient-ils en effet du nombre des plus fameux ? Comment ne pas faire toutes ces questions quand il s'agit de croire que neuf

(1) Pag. 12. du Mém. de la Condam.

Docteurs Catholiques ont prononcé qu'il étoit licite de tenter Dieu, & de risquer de devenir homicide? Pour ce qui est de l'approbation de (1) l'Inquisiteur donnée à l'Ouvrage de Pilarini, une seule réflexion suffit pour empêcher les moins scrupuleux de s'en étayer & d'y mettre sans examen leur confiance. Quel nombre de livres pernicieux, réprouvés par la saine doctrine, acqueroient le droit d'être régle de nos mœurs & de les pervertir, si de telles autorités usurpoient celui de l'infaillibilité? *Sapienti pauca.*

V. SUPPOSITION.

Qui peut nous empêcher de recueillir le fruit de ce bienfait de la Providence. *Mém. de la Condam. p. 2.*

OBSERVATION.

Attribuer aux bienfaits de la Providence une œuvre toute humaine, une pratique due toute entiere à la cupidité; quel renversement de notions & d'idées! Faudroit-il

(1) Pag. 15. du Mém. de la Condam.

être d'une morale bien rigide pour trouver un air de blaſphême à une ſemblable ſuppoſition ?

Examen de quelques faits.

Emmanuel Timone (1), Médecin Grec, dans une Lettre écrite au mois de Décembre 1713 au Sieur Wodward, après avoir ſuivi de près cette opération pendant ſept ou huit ans dans cette Capitale (Conſtantinople), ne rapporte que deux exemples, dont le ſuccès fâcheux ne peut même être attribué à l'opération.

Et dans la note C. *au bas de la même page.*

Deux enfans de trois ans, l'un & l'autre ſujets au mal caduc & aux écrouelles, à qui leurs parens avoient voulu faire inoculer la Petite Verole, parurent gueris de cette maladie, & moururent l'un de la diſſenterie le trente-deuxiéme jour, l'autre de maraſme quarante jours après l'opération. L'Auteur (Timone) ajoute qu'on ſoupçonna

(1) Mém. de la Condam. p. 4.

même que les parens avoient voulu se défaire de ces deux sujets infirmes & incommodés.

REMARQUES.

L'on observe en général, & ceci doit s'appliquer à toutes les histoires des Inoculateurs. 1°. Que tous les Prédicans d'une nouvelle doctrine la montrent toujours par le beau côté, les défectuosités sont cachées avec soin; ils s'aveuglent eux-mêmes, en s'ennivrant de leur propre vin; ils trompent ensuite les autres par opiniâtreté, par amour propre & souvent par intérêt. 2°. Que les hommes sont naturellement enclins à faire retentir avec bruit les avantages & les succès, tandis qu'ils sont fort soigneux à couvrir du voile du silence, qu'ils dissimulent, qu'ils pallient les pertes & les humiliations. Les Médecins sur-tout sont fort sujets à cette espéce de reticence, tous leurs Livres, à un très petit nombre près, servent de preuve à cette remarque; l'on n'y trouve que des guerisons, des miracles, des triomphes, personne n'y meurt, si la mort y est nommée quelquefois, toutes les erreurs font mises fur fon compte ; les remédes déplacés, mal combinés, mal-à-propos accumulés, l'ignorance, l'inattention du Médecin, n'y entrent jamais pour rien.

Les récits des Inoculateurs font tous marqués à ce coin, ou perfonne n'eft mort, & n'a éprouvé de fuites fâcheufes de l'inoculation, ou ceux qui font morts ont toujours eu tort. Le langage des Inoculateurs eft par-tout le même, par-tout l'on trouve ces expreffions : *Sans accident : leurs Médecins leur diffuadoient de s'expofer à l'inoculation ; foupçonnés d'être morts des fuites de l'inoculation* ; & cent autres manieres affectées, pour introduire une pratique fufpecte, donner le change, couvrir les erreurs de l'Opérateur. Que font devenues la fincerité, la fimple vérité, compagnes de la bonne, de la faine Médecine ? De femblables déguifemens font propres à ruiner l'édifice de l'inoculation, & à en décrier les architectes.

N'eft-on pas en droit de foupçonner la

ſincérité de Timone dans ſa remarque ſur la mort de ces deux enfans ? A quoi menoit cette obſervation ? Qu'importoit-elle à l'inoculation ? A-t-il voulu nous apprendre que cette opération, non plus que les autres maladies, ne mettoit point à l'abri de mourir un jour ? Belle nouvelle ! Si ces enfans ſont morts d'une maladie qui ne fût point la ſuite de l'inoculation, pourquoi en avoir ſeulement fait mention ? S'ils ſont morts d'un reſte de virus variolique métamorphoſé en un autre mal (ce qui eſt probable), pourquoi eſſayer de le déguiſer ? Ainſi charlataniſme ridicule, défaut de bonne foi, ou ſotte crédulité dans l'obſervation de ce Médecin.

Mais pardonnons à Timone une ſurpriſe qu'il nous faiſoit, peut être ſans deſſein, en faveur d'une ouverture qu'il nous donne, pour rendre odieuſe l'inoculation ; *L'on ſoupçonna même*, dit-il, *que les parens avoient voulu ſe défaire de ces deux ſujets infirmes & incommodes.* Quoi l'inoculation prête de ſi dangereuſes armes à l'inhumanité & à la barbarie, ses Ministres sont à portée de seconder le meurtre & le parricide, & l'on ne la releguera pas pour toujours. Mais quelles armes? Armes d'autant plus à craindre, d'autant plus dangereuses, qu'elles sont plus cachées, qu'elles mettent plus à couvert de la conviction, du soupçon même, les monstres qui oseroient s'en servir!

DANS ces commencemens l'on avoit hazardé beaucoup d'expériences sur des sujets infirmes & mal préparés. *Mem. de la Condam. p. 10.*

REMARQUES.

Excuse frivole, on tombera toujours dans cette erreur, dans les tems même les plus brillans de l'inoculation. L'avidité sordide, l'expérience téméraire de mille gens qui se mêlent de traiter les maladies, ou sans mission, ou sans sçavoir, ou sans autre attention que celle du profit qui en résulte, la crédulité des hommes, & leur fausse sécurité, nous en sont des garans assurés. Ce n'eſt pas ici un des moindres dangers de l'inoculation, lui ſeul devroit la faire rejetter.

CETTE Théſe porte les caracteres, &c. *Mém. de la Condam. p. 14.*

REMARQUES.

La Théſe de M. de la Vigne du 30 Décembre 1723, a ſi fort embarraſſé les Inoculateurs, qu'ils n'ont trouvé de parti à prendre que celui de s'efforcer de la tourner en ridicule; de défigurer, ou quelquefois diſſimuler les ſolides objections qu'elle fait contre leur nouvelle pratique en faveur de la ſaine Médecine, de l'humanité & de la religion.

Ils ont traité ſur le même ton, la Diſſertation de M. Hecquet, l'ironie amere, leur a tenu lieu de raiſons contre ce Médecin, non moins pieux que ſçavant. C'eſt à la Faculté de Paris à laquelle appartient le ſoin de défendre ſes illuſtres Confreres, le genre humain, & elle-même.

CETTE méthode (de donner la Petite Verole à la maniere des Chinois) a été éprouvée en Angleterre ſur une fille condamnée à mort; elle fut plus malade que tous les Inoculés par la voie ordinaire & la pratique Chinoiſe, dont le P. d'Entrecolles rapporte trois Recettes différentes, fut jugée dangereuſe. *Mém. de la Condam. p. 25.*

REMARQUES.

Juger & condamner la méthode Chinoiſe, ſur une expérience unique, n'eſt pas un trait d'équité. Mais ſi la méthode Chinoiſe, ſi les trois manieres dont elle ſe pratique, deſquelles une ſeule a été expérimentée en Angleterre, eſt jugée dangereuſe, preſque ſur l'éthiquette du ſac; pourquoi les Inoculateurs s'autoriſent-ils (1) de l'uſage dans lequel ils prétendent qu'eſt cette Nation de communiquer artificiellement la Petite Verole? Pourquoi ſe glorifier de l'exécution que cette maladie artificielle fit en Tartarie?

(1) P. 4. & 17. du Mém. de la Condam.

Ne feroit-ce point parce que tous moyens font bons dans une caufe foible ? N'eft-ce point manquer à la Logique, & qui pis eft à la fincerité ? Concluons très-naturellement de ceci, que les avantages de l'introduction du venin de la Petite Verole dans un corps fain, ne font ni fi falutaires, ni fi étendus, ni fi certains qu'on veut le perfuader.

En Grece & en Turquie on introduifoit la matiere liquide, &c. *Mém. de la Condam. p. 26.*

REMARQUES.

Par ce qui a été dit (1) des fuccès de la Theffalienne, laquelle au rapport de Pilarini avoit inoculé 6000 perfonnes dans la feule année 1713 (fans qu'il foit fait mention d'une feule mort), l'on doit croire que fa méthode étoit bien fupérieure à celle dont les Anglois fe fervent maintenant, & qui eft la même qu'on s'efforce d'introduire dans ce Royaume, puifque par celle des An-

(1) Pag. 4. 5. 6. du Mém. de la Condam.

glois, ſur 6398 inoculés, il y a eu dix-ſept morts (1) : pourquoi donc avoir abandonné une pratique plus ſûre, pour une qui l'eſt moins ? N'eſt-on pas en droit de conclure, ou que Pilarini étoit d'auſſi mauvaiſe foi que la Grecque ſur les ſuccès de ſes expériences, ou que c'étoit une tête foible dans laquelle on pouvoit faire entrer tout ce qu'on vouloit ? N'eſt-ce pas une contradiction manifeſte dans le ſyſtême de l'Inoculation ? Quelle confiance peut-on après cela lui donner ? D'ailleurs les pratiques ſuperſtitieuſes de l'Opératrice, la friponnerie dont l'on ſoupçonne les Prêtres Grecs, la duperie de ceux qui ſe laiſſoient vendre à beaux deniers comptans, ne ſont propres qu'à décrier & la piéce & les acteurs de ces ridicules ſcènes.

DANS la Province de Galles on procédoit avec beaucoup moins d'appareil ; les Ecoliers ſe donnoient la Petite Verole les uns aux autres, en ſe piquant avec une

(1) Calcul du Mém. de la Condam. p. 22.

éguille, ou ſeulement en ſe frottant le bras ou la main juſqu'au ſang, ſur des boutons d'une Petite Verole qui commençoit à ſécher ; l'acquereur donnoit deux ou trois ſols à celui dont on achetoit la matiere, & cet uſage n'avoit pas d'autre nom dans le pays que celui d'acheter la Petite Verole. *Mém. de la Condam. p. 26.*

REMARQUES.

Il falloit dire ſans appareil. Mais pourquoi les Inoculateurs mettent-ils aujourd'hui tant de précautions, tant de préparations, tant de myſteres dans une opération qui n'étoit à ſon arrivée en Europe qu'un jeu & une eſpieglerie d'écoliers poliſſons, ſans ſuites, ſans retours fâcheux ; car l'on ne fait mention d'aucuns dans cet endroit du Mémoire ? Pourquoi avoir changé une pratique ſûre, un ſimple badinage, en une pratique incertaine, en une affaire des plus ſerieuſes. Pourquoi ? Il ne faut pas être œdipe pour deviner cette énigme. L'Inoculation denuée d'enjolivemens & de pompons, fut tombée dans le mépris, elle n'eut fait la fortune de perſonne, ſes promulgateurs euſſent rampés dans l'obſcurité, ils n'euſſent été ni connus ni appellés dans les Cours des Princes & dans les Palais des Grands, les ſchellings ne ſe fuſſent jamais métamorphoſés en guinées.

Si l'on ſuppoſe qu'il naiſſe à Londres vingt mille enfans chaque année, & que de ce nombre on en inocule ſeulement la moitié, que chaque inoculé produiſe ſeulement l'un dans l'autre cinq guinées aux Inoculateurs, ce qui eſt très-probable, le revenu annuel du Corps de la Médecine Angloiſe augmentera de cinquante mille guinées, qui reviennent à peu près à onze cens vingt-cinq mille livres de notre monnoie; que l'on calcule à proportion pour le reſte des trois Royaumes, & l'on jugera ſi un tel ſurcroit venant net à la Médecine, ce n'étoit pas la peine de s'ingenier un peu. Quelle dureté n'y auroit-il pas de conteſter à nos Inoculateurs François un moyen ſi aiſé & ſi légitime de ſe procurer une ſi légere récompenſe de leurs grands travaux?

A peine cette obſervation (que la Petite Verole donnée par l'inoculation ne marque pas) ſouffre-t-elle quelqu'exception, & ſeulement lorſque les malades s'écorchent ou qu'ils ont été mal préparés. *Mém. de la Condam. p. 30.*

REMARQUES.

On oſe avancer que les exceptions à cette obſervation ſont très-fréquentes, les exemples en fourmillent en Angleterre, on en trouveroit déja en France. L'on n'inſiſte pas là-deſſus, parce que dans l'objet préſent, bien loin que ce fût un mal pour bien des gens d'être défigurés, ce ſeroit plutôt un bonheur, ſur-tout pour quelques femmes qui n'auroient recours à l'inoculation que dans la vue criminelle de conſerver leurs charmes, pour des uſages non moins honteux que ceux qui ont mis cette opération à la mode en Circaſſie & chez les Georgiens.

Au reſte, ſi c'eſt un ſi grand avantage de n'être

n'être pas marqué de la Petite Verole, combien la vraie Médecine n'a-t-elle pas de moyens pour prévenir ce léger inconvénient ?

L'INFLAMMATION des playes diminue, elles donnent plus de matiere, & une grande quantité du venin s'échappe par cette voie.

Quelquefois le venin s'échappe, tout ou presque tout, par les deux incisions, & le malade n'a qu'une ou deux pustules, quelquefois même pas une seule. Plus la matiere sort abondamment des playes des bras, plus le nombre des boutons est petit & distinct, &c. *Mém. de la Condam. p. 29.*

REMARQUES.

L'on parlera plus bas des suites fâcheuses qu'ont souvent ces playes. Mais l'on croit nécessaire d'avertir ici, qu'il seroit possible de tirer une grande utilité pour la guérison de la Petite Verole naturelle, des expériences faites par l'inoculation. Les Médecins prudens & éclairés ont souvent profité des entreprises téméraires de l'empyrisme; il est sage, dit-on, de profiter de la folie d'autrui. On connoît le grand avantage qu'on retire des vesicatoires placés à propos dans cette maladie. Ces vues ne sont pas de mon ressort, ainsi il suffit de les avoir indiquées.

En résumant tous les faits précédens, on trouve que de six mille trois cens quatre-vingt dix-huit inoculés en Angleterre, dix-sept seulement sont soupçonnés d'être morts des suites de l'inoculation, ce qui fait un sur trois cens soixante & seize. *Mém. de la Condam. p.* 22.

REMARQUES.

1°. Dans ce résumé il est passé en recette deux inoculés de plus, & l'on rapporte en dépense un mort de moins, l'exactitude eut exigé une fraction. Mais ne chicanons pas, en fait d'inoculation une erreur, un mort plus ou moins, ne sont pas une affaire.

2°. Dans ce résumé, non plus que dans toute l'histoire des faits, il n'est pas parlé d'aucun mutilé, il eſt pourtant bien averé que la mutilation n'eſt pas un des moindres exploits de l'inoculation.

3°. Malgré tous les faux-fuyans, il demeure pour avoué par les Inoculateurs, que la mort eſt un appanage de leur art moderne, auſſi-bien qu'elle l'eſt des maladies naturelles, toute la différence eſt que celle qui ſuit l'inoculution eſt forcée & de guet à pends.

4°. Il réſulte de ce réſumé des contradictions formelles avec pluſieurs récits faits dans le Mémoire qu'on examine. Or les contradictions dans un ſyſtême en démontrent la fauſſeté.

Légitimité & innocence du moyen.

On a déja dit un mot (obſervation ſur la quatrieme ſuppoſition) des autorités ſur leſquelles les Inoculateurs s'appuyent pour établir que l'art de communiquer la Petite Vérole n'a rien qui repugne à la religion, au contraire qu'elle le permet & l'autoriſe. C'eſt la vraie queſtion qui donne lieu à cet écrit;

mais pour ne point y donner trop d'étendue, on en renvoie la discussion à la réfutation & aux repliques sur les cinquiéme & sixiéme objections. Ces objections sont la seconde & la plus intéressante partie du Mémoire de M. de la Condamine, ainsi il sera indispensable pour répandre plus de lumiere sur cette matiere, de les suivre avec exactitude, au risque de la longueur & des répétitions.

REPONSES DES INOCULATEURS *aux Objections qu'on leur a faites, avec des Remarques sur ces Réponses.*

LE Mémoire insinue d'abord que les objections auxquelles il va daigner répondre (1), sont tirées de la thése publiée par M. de la Vigne en 1723. *An variolas inoculare nefas?* Est-il défendu d'inoculer la Petite Verole ?

On suppose ensuite que la premiere objection est telle.

(1) Mém. de la Condam. p. 31. & 32.

PREMIERE OBJECTION.

Eſt-ce bien la Petite Vérole que l'on communique par l'inoculation, & la maladie communiquée n'eſt-elle pas plus dangereuſe que celle qu'on veut prévenir?

REPONSE.

Toute la réponſe conſiſte à s'efforcer (1) de jetter ſur cette objection ſuppoſée tout le ridicule dont elle eſt ſuſceptible, & l'on apporte pour preuve ce qui eſt en queſtion; ce qui ne rend pas la réponſe beaucoup plus raiſonnable que la demande.

REMARQUES.

Il étoit bien inutile de prendre tant de peine, puiſqu'on ne trouve dans la théſe citée aucun veſtige de cette prétendue objection: cependant ſi elle avoit été faite, on n'héſiteroit pas à l'abandonner, ſans crainte de trahir la cauſe que l'on défend. L'on conviendroit ſans peine, que c'eſt en effet la Petite Vérole que donne l'inocula-

(1) Mém. de la Condam. p. 32. & 33.

tion, les ſuites funeſtes qui en réſultent quelquefois, n'en ſont que trop la preuve inconteſtable ; la ſincérité & la bonne foi voudroient encore que l'on avouât qu'au moyen des préparations & des attentions des habiles Inoculateurs, la maladie communiquée ſeroit moins dangereuſe que celle qu'on veut prévenir, pour ce quart du genre humain qui doit être détruit, mutilé ou défiguré par la Petite Vérole naturelle : mais en même tems la ſincérité & la bonne foi exigeroient que les Patrons de l'inoculation convinſſent que leur pratique ſeroit ſuperflue, nuiſible, inhumaine & contraire à l'ordre de la providence pour les trois quatrs de ce même genre humain, qui, de leur propre aveu, ne doivent être ni détruits, ni mutilés, ni défigurés par la Petite Vérole naturelle, & ſur-tout pour ce tiers des hommes qui ne doivent jamais l'avoir. Toute la difficulté entre les Inoculateurs & les Opposans, ne conſiſteroit plus qu'à découvrir des ſignes certains pour diſtinguer ces humains qui doivent être un jour à venir détruits, mutilés ou défigurés, afin de prévenir ces dangers par une prompte inoculation, d'avec ces autres humains qui ne doivent jamais être détruits, mutilés ni défigurés; afin de ne les point ſoumettre à une opération douloureuſe & périlleuſe, qui pourroit, dans le tems qu'on y penſeroit le moins, les détruire, mutiler ou défigurer. En attendant cette belle découverte, il demeurera pour conſtant que l'inoculation étant un mal factice, que l'iſſue de ce mal étant incertaine, l'inoculation eſt contraire aux loix divines & humaines, auſſi-bien qu'à celles du bon ſens & de la raiſon.

SECONDE OBJECTION.

La Petite Vérole inoculée met-elle à l'abri de la Petite Vérole naturelle?

REPONSE.

La réponſe des Inoculateurs à cette Objection ſe réduit à ceci : Que l'hiſtoire des faits eſt la meilleure réponſe à cette objection ; (1) & tout de suite, on rapporte quelques faits que l'on seroit en droit de contester, ou qui ne concluent rien, parce que les Opposans pourroient produire nombre de faits analogues en faveur de la Petite Vérole naturelle ?

REMARQUES.

Depuis plus de neuf siécles que la Petite Vérole est connue en Europe, les Médecins ne sont pas encore d'accord, si une même personne peut avoir plusieurs fois cette maladie ; le tems, l'expérience, ni les observations n'ont encore pû décider cette question. Les Inoculateurs ont-ils l'œil plus fin, sont-ils plus attentifs, ont-ils été témoins de plus de faits, ont-ils eu sous la main plus d'expériences, y a-t-il eu plus d'unanimité sur ce point entr'eux & les Opposans? Non, mais ils sont plus décisifs, plus affirmatifs, la chose touche leurs intérêts de plus près ; il falloit séduire, charmer par de belles promesses, dont il seroit long &

(1) Mém. de la Condom. p. 34. & suiv.

difficile

difficile de découvrir la vanité. On leur a opposé preuve pour preuve, l'on s'est donné de part & d'autre bien des démentis, & l'on n'est convenu de rien. En attendant que le sang des deux partis soit réfroidi, que le tems aye découvert la vérité ; la question, si la Petite Vérole inoculée met à l'abri de la Petite Vérole naturelle, restera dans son entier.

Mais jusqu'à la décision, personne ne pourra refuser la provision à ceux qui soutiennent qu'on peut avoir la Petite Vérole naturelle plus d'une fois ; ils ont pour eux l'opinion publique, & l'autorité d'un grand nombre de Médecins (1). Après cela, que l'Inoculation aye un privilége particulier

(1) Celle entr'autres de l'illustre Fernel, qui dit formellement, contre le sentiment des Arabes, qui soutenoient qu'on ne peut pas avoir une seconde, ni une troisiéme fois la Petite Vérole ; & que chaque homme avoit nécessairement ces maladies une fois en sa vie : *Quorum utrumque manifeste falsum animadvertimus.* L'expérience nous a découvert la fausseté manifeste de ces deux assertions. *Fern. liv. 2. de Abd. rer. Caus. c. 12. de Morb. Pestil.*

pour garantir le retour de la Petite Vérole, c'eſt ce que non-ſeulement la Logique, mais même la bonne Phyſique, refuſeront de lui accorder ; d'ailleurs les Oppoſans le nient, & appuyent leur négative ſur de fortes preuves. Ainſi la préſomption ſera encore contre les Inoculateurs, juſqu'à ce qu'on aye des expériences réïtérées dont tout le monde convienne.

Suppoſant pourtant que la queſtion fût jamais décidée en faveur de l'Inoculation, elle n'en ſeroit ni plus ni moins, (par les vices qui lui ſont propres & inhérants) un moyen hors de la régle preſcrite par la religion & par l'humanité.

Nota. Que ſur cette queſtion, les Inoculateurs commencent à lâcher pied. Celui qui parle ſous le nom de l'Auteur de l'Année Littéraire, p. 272, vingt-quatriéme feuille de 1755, s'exprime ainſi, ſur le retour de la Petite Vérole après l'Inoculalation : » Mais eſt-ce la faute de l'Inocu- » lation, ſi ſon Malade (à M. Joſnet, Mé-

» decin) a eu depuis la Petite Vérole ? La » queſtion eſt de ſçavoir s'il y a récidive, » lorſqu'une Petite Vérole bien décidée a » paru en conſéquence de l'Inoculation, & » non ſi tous ceux ſur qui on la tente ſans » que le virus ſe communique à la maſſe » du ſang, ſont à l'abri de la Petite Vérole » naturelle. Toute l'Angleterre ſoutient qu'il » n'y a pas d'exemple du premier cas, » mais qu'il peut y en avoir du ſecond ſans » miracle, par mille raiſons qu'il ſeroit inu- » tile de déduire ici. «

L'on remarquera ſur ce paſſage, 1°. que par une diſtinction frivole, les Inoculateurs ſe préparent une porte de derriere, pour s'échapper en cas qu'on les preſſe trop vivement.

2°. Que cette diſtinction change une propoſition qu'ils avoient d'abord faite générale, en une propoſition particuliere.

3°. Que peut s'en faut que ce ne ſoit un aveu qu'après l'Inoculation, l'on peut avoir la Petite Vérole naturelle ; car l'on ne peut pas trop faire fond ſur le langage qu'ils font tenir à l'Angleterre, elle les a ſouvent dédit.

4°. Que ce paſſage détruit l'eſpoir flateur donné par M. de la Condamine, p. 45 & 46 de ſon Mémoire : » Que celui qui » n'a point le germe de la Petite Vérole » en ſera quitte pour une opération moins » douloureuſe qu'une ſaignée ; les inciſions » ſe ſécheront comme une coupure, & il » ſe verra délivré pour toujours des inquié- » tudes & des tranſes continuelles où vi- » vent ceux qui n'ont pas encore eu cette » maladie ; cette épreuve lui ſera garant » qu'il eſt pour jamais à l'abri de la conta- » gion ; c'eſt même l'unique moyen de raſ- » ſurer ceux qui, n'ayant pas eu une Pe- » tite Vérole bien décidée, où ne ſçachant » s'ils l'ont eu dans leur enfance, ne ſont » pas ſûrs d'être à l'abri d'une rechute. «

Que de promeſſes évanouies, quel démenti leur donne celui qui fait parler l'Angleterre ! Si l'on ſuivoit de près les Inoculateurs, on les trouveroit ſi ſouvent, ſi peu d'accord entr'eux, que leur doctrine ſ'anéantiroit d'elle-même. Ce germe de la Petite Vérole dans le sang, devient bien avanturé. *Voyez la premiere Supposition.*

III. OBJECTION.

La petite parcelle de venin transmise dans le sang par la voie de l'Inoculation, peut être l'enveloppe ou la semence d'autres maux, que l'on communiqueroit par la même voie, tels que le scorbut, les écrouelles, &c.

RÉPONSE.

Cette supposition est d'autant moins fondée, que le risque de prendre ces autres maladies, seroit au moins égal dans la contagion naturelle. De plus, les expériences ont prouvé que cette crainte étoit chimérique : & enfin comme on est le maître de choisir la matiere de l'Inoculation, rien n'empêche de la prendre d'un sujet, & surtout d'un enfant bien sain, & qui n'ait aucun autre mal que la Petite Vérole même. *Mém. de la Condam. p. 38.*

REMARQUES.

Cette objection eſt d'autant mieux fondée, qu'elle eſt un des moyens le plus fort contre l'Inoculation, & un des endroits où ſes partiſans ſont plus à découvert ; ils ſentent eux-mêmes tout ſon poids, auſſi n'y répondent-ils qu'en balbutiant, & ſeulement pour ne pas reſter court. Il ſeroit aiſé de les confondre par des exemples pris de toutes les maladies qui ſe communiquent par une ou par pluſieurs ſortes de contact ; mais pour éviter d'un côté les diſcuſſions & les chicanes, & de l'autre la prolixité, on ſe contentera de les tirer d'une ſeule maladie ; maladie frequente, communicative, mais ſi honteuſe pour l'humanité, qu'elle ne peut preſque ſe nommer ſans bleſſer l'honnêteté : la Vérole enfin, puiſqu'il faut l'appeller par ſon nom.

On obſerve, 1°. qu'il eſt ſans exemple que les particules veneneuſes qui s'exhalent des corps durant les maladies épidémiques, ayent emporté avec elles d'autre venin que celui qui est propre à l'épidémie régnante, la peste, la fiévre maligne, la Petite Vérole elle-même, n'ont jamais donné la Vérole, ni aucun des autres maux contagieux étrangers à leurs especes. Ainsi il est faux, que le risque de prendre les maladies énoncées dans l'objection, & celle que l'on donne ici pour exemple, soit au moins égal dans la contagion de la Petite Vérole naturelle.

2°. Qu'on s'informe soigneusement & fidélement en Angleterre, mille témoins déposeront que cette crainte n'est pas chimérique.

3°. Quelques soins que l'on se donne, quelqu'attention qu'on aye, quelqu'expert & éclairé que l'on soit, de quelque personne qu'on la prenne, fut-ce même d'un enfant, on n'est pas assuré dans le choix de la matiere de l'Inoculation. En voici la preuve sans replique, preuve dont il n'est presque personne qui ne sçache quelqu'exemple,

Malgré les précautions que les grands Seigneurs & les gens riches prennent dans le choix des Nourrices destinées à leurs enfans, combien de fois n'eſt-il pas arrivé que les Accoucheurs, les Médecins même, ont été trompés par les plus belles apparences, & que les Nourrices qui paroiſſoient les plus ſaines, ont communiqué à leurs nourriſſons le fatal venin de la Vérole, caché dans leurs veines, & leur ont donné la mort, ou les plus funeſtes maux ? (1) Combien de fois n'eſt-il pas arrivé que les peres & les meres qu'on eût le moins ſoupçonnés de ce mal, l'ont tranſmis à leurs enfans, dans leſquels il ne ſe déclaroit qu'après pluſieurs années ? Combien de fois de tels enfans n'ont-ils pas communiqué ce mal à leurs Nourrices, quoiqu'il ne parût pas encore développé en eux ?

Il eſt aiſé de conclure de ces vérités de fait, combien l'Inoculation peut produire

(1) *De lue Gallica ſuſpicandum; quæ hodie vel hæreditaria à parentibus, vel per nutricum lac contracta, &c.*

On doit ſoupçonner cette peſte françoiſe, dont on hérite aujourd'hui de ſes parens, que l'on contracte par le lait des Nourrices, &c. *Baglivi Prax Medic. lib.* 1. *de Lumb. Puer.* §. 1.

de maux. Quelqu'un qui a été inoculé, doit être dans de continuelles alarmes qu'il ne se développe quelque jour en lui des maladies périlleuses, auxquelles il n'eut jamais été assujetti. Ainsi cette seule objection contre l'Inoculation, doit la faire proscrire à jamais, n'eût-elle par elle-même aucune opposition ou loix établies par la Providence.

IV. OBJECTION.

L'Inoculation laisse, dit-on, quelquefois de fâcheux restes, comme des playes, des tumeurs, &c.

RÉPONSE.

(1) Daignerons-nous répondre à cette objection ? Ces accidens sont très-fréquens après la Petite Vérole naturelle, & infiniment rares à la suite de l'Inoculation ; & si l'on en peut citer quelqu'un, qui ne doit être appliqué qu'à l'imprudence du Malade ou à la malhabileté du Chirurgien, on peut

(1) Mémoire de la Condam. p. 39.

en rapporter un plus grand nombre & de plus dangereux à la ſuite d'une ſimple ſaignée. Il faut donc commencer par proſcrire ce remede, avant que de faire le procès à l'Inoculation.

REMARQUES.

Cette objection n'embarraſſe guères moins les Inoculateurs que la précédente ; auſſi, quelqu'ait de dédain qu'ils affectent contre elle, ils ne la combattent pas plus heureuſement que la précédente. La force de la vérité tire d'eux un aveu humiliant ; en vain tâchent-ils d'affoiblir le reproche fait à leur idole, en recriminant contre la Petite Vérole naturelle ; le péché d'autrui n'eſt pas l'excuſe du nôtre. Il eſt vrai que la Petite Vérole naturelle laiſſe quelquefois après elle des tumeurs inflammatoires, des ulcères, des caries, ſuivies d'accidens funeſtes ; mais cela eſt rare. L'Inoculation attire de ſemblables accidens, & l'on ſoutient que c'eſt aſſez ſouvent ; elle a de plus contre elle de les produire dans des corps, qui ſans elle en euſſent toujours été exempts. L'Angleterre déplore tous les jours ces terribles reliquats de l'Inoculation ; & la Médecine eſt d'autant plus embarraſſée à les traiter, qu'elle eſt toujours incertaine à quelle cauſe elle doit les attribuer ; le venin communiqué par la matiere inoculée, ayant pû apporter dans le ſang, dès ſemences de maladies étrangeres, telles que la Vérole, les Ecrouelles, &c. quelle injuſtice n'y a-t-il pas d'imputer, en termes généraux, à la cure, ce qui eſt ſouvent dû à l'âcreté & aux qualités déleteres du venin? A l'égard de la comparaiſon, les Inoculateurs ſont riches en pareilles denrées, mais on les accuſe d'en faire un mauvais uſage ; c'eſt ce qu'on examinera dans la ſuite, en en raſſemblant quelques-unes : un mot pourra les apprécier.

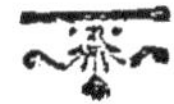

Ve. OBJECTION.

C'eſt uſurper les droits de la Divinité que de donner une maladie, ou d'entreprendre d'y ſouſtraire celui qui dans l'ordre de la providence y étoit naturellement deſtiné.

REPONSE.	REMARQUES.
	Cette objection & la ſuivante n'en font proprement qu'une ſeule, & c'eſt ſans contredit la plus importante de toutes celles qu'on a fait avec juſtice à l'inoculation, puiſqu'elle contient l'objet précis de la queſtion que l'on ſoumet ici à la déciſion des interprétes reſpectifs des loix divines & des loix humaines.
	Mais comme les

REPONSE. REMARQUES.

Inoculateurs se sont efforcés de l'affoiblir & de l'énerver, en la présentant dans les termes dans lesquels on vient de la transcrire, il convient, avant d'entrer dans l'examen de leurs réponses, de la rétablir dans ceux qui lui sont propres.

Cinquieme objection rétablie dans ses propres termes.

C'est entreprendre sur les droits de la Divinité, tenter Dieu, essayer de se soustraire à l'ordre établi par sa Providence, prévenir ses jugemens, & par

REPONSE. REMARQUES.

conséquent, c'est être homicide de volonté & se mettre dans le risque de l'être de fait, que de donner une maladie dont les suites peuvent être funestes à la vie, à la santé même, d'hommes, qu'il est fort incertain, qui l'eussent jamais eue naturellement.

Voilà l'objection rétablie dans ses véritables termes, & l'on doute que les Inoculateurs Casuistes y puissent répondre rien de conforme à la raison, & encore moins rien qui le soit à la saine morale chrétienne.

REPONSE. | REMARQUES.

Les propositions contenues dans cette objection, seront dans la suite soutenues & fortifiées par des principes & par des autorités ; maintenant on se contentera d'examiner comment les Inoculateurs l'ont combattue, habillée à leur mode.

La nécessité de les suivre dans tous les détours captieux de leurs réponses, rendra les répétitions nécessaires.

(1) Cette objection est celle des Fatalistes & des Prédestinatiens rigides.

La plaisante finesse, pour se tirer d'embarras, que celle de chercher d'abord à

(1) Mém. de la Condam. p. 31 & 40.

REPONSE. REMARQUES.

décrier cette objection, en l'attribuant par une imputation maligne aux ſeuls Fataliſtes, ce ſont ſans doute les Turcs, & aux Prédeſtinatiens rigides, par leſquels l'on voit aſſez qu'on entend M. Hecquet (1) & ceux qui ſont attachés aux opinions de cette fameuſe Société, où cet homme illuſtre puiſa la ſcience & les vertus chrétiennes. On ſe plait à confondre malicieuſement Conſtantinople & Port-Royal, dans la fauſſe vue de

(1) Mém. de la Condam. p. 15.

rendre

REPONSE. REMARQUES.

rendre odieux des adverſaires qu'on a lieu de craindre, & de s'attirer la protection & le ſoutien d'un parti contraire, plus nombreux & plus accrédité. C'eſt-à-dire, (car pourquoi le diſſimuler) que ſur des préjugés auſſi faux que ſcandaleux, on penſe qu'il y a des Théologiens aſſez lâches pour trahir la vérité, par pure animoſité; qu'on ſe perſuade que ſe récrier contre une morale qu'on croit trop ſevere, eſt la même choſe qu'applaudir à la prévarication, à

REPONSE.

La confiance en la Providence, nous dispenſe-t-elle de prévenir les maux que nous prévoyons & dont nous pouvons nous garantir par de ſages précautions ? Ceux qui ſont dans ce principe, s'ils agiſſent conſéquemment, doivent proſcrire l'uſage de tous les remédes de précautions & de

REMARQUES.

l'ignorance, & au relâchement. Commencer par injurier les gens pour ſe les concilier, c'eſt une politique auſſi neuve & auſſi dangereuſe que l'inocúlation.

Non, aſſurement, quand nous le faiſons par des moyens légitimes & licites. C'eſt pourquoi, en Médecine, elle nous a donné des remédes & des perſonnes pour les adminiſtrer, elle veut bien que l'on ſe ſerve d'eux dans le beſoin; *Honora Medicum propter neceſſitatem*, Honorez le Médecin à

REPONSE.	REMARQUES.
tous les préſervatifs.	cauſe de la néceſſité. *Eccli.* 38. 1. Mais elle défend de prévenir ſes ordres, en donnant des maladies qui peuvent tuer à des perſonnes qui ſont en pleine ſanté; *Non occides.* Vous ne tuerez point. *Deut.* 5. 7. Oui, dans ce principe, pris de travers, comme le font les Inoculateurs, l'on proſcriroit conſéquemment l'uſage des remédes de précaution & des préſervatifs, mais perſonne ne le fait, parce que perſonne n'entend cette queſtion à la maniere dont le

REPONSE.	REMARQUES.
	ſuppoſent fauſſement ceux à qui nous répliquons.
Ils doivent ſuivre l'exemple des Turcs, qui ſous prétexte de s'abandonner à la Providence, périſſent par milliers dans ces tems de peſte ſi fréquens à Conſtantinople, tandis qu'ils voyent les Francs établis au milieu d'eux, ſe garantir des funeſtes effets de la contagion à la campagne & à la ville, en ſe renfermant dans leurs maiſons, & en évitant ſoigneuſement toute communication extérieure,	L'on avoit déja dit à la fin de la note B. page 6. du Mémoire que nous diſcutons: *Pilarini dans ſon Ouvrage ſur l'Inoculation aſſure poſitivement que les Turcs, attachés à leur dogme de la fatalité, n'avoient point encore embraſſé cette pratique en* 1715. Meſſieurs les Inoculateurs auſſi malheureux en Théologie Mahométane, qu'en Théologie Catholique, permettront, s'il leur plaît,

REPONSE. REMARQUES.

que les Turcs les inſtruiſent eux-mêmes de leur créance, par deux paſſages que M. Reland a tirés de leurs propres Auteurs.

Il eſt donc néceſſaire de croire à la prédeſtination ; du reſte, puiſque toutes choſes doivent prendre fin faiſons de bonnes œuvres, & conduiſons nous de telle ſorte, que nous puiſſions vivre éternellement, & d'une vie qui eſt la vie & l'eſſence réelle, qu'on ne pourra jamais obtenir que par la pratique de la vertu, &c.

Quiconque donc oſe-

REPONSE.	REMARQUES.
	ra dire, que Dieu ne ſe réjouit ni du bien que font les hommes, ni de leur foi ; ou qu'il n'a point d'averſion pour le mal & l'infidélité, ou que le mal & le bien viennent de Dieu, de telle ſorte, que Dieu les a décrétés l'un & l'autre, & les veut l'un & l'autre avec la même complaiſance ; certainement il eſt infidéle.
	Or, ſelon cette doctrine, les Turcs ne trouvant pas que l'Inoculation fût une bonne œuvre, mais croyant au contraire que c'étoit un mal que Dieu n'avoit pas

REPONSE.	REMARQUES.
	décrété, & ne vouloit pas avec la même complaiſance, qu'il eut décrété & voulu un bien, ils l'ont rejettée & proſcrite, & ils ont agi très-conformément à leur créance, & ſur des principes très-dignes de l'humanité.
	D'ailleurs perſonne n'ignore, excepté les Inoculateurs, à quel point le déſir de conſerver leur ſanté & leur vie, rend les Turcs dupes des Charlatans & de la charlatannerie. C'eſt donc à la ſuite de réflexions bien me-

REPONSE.

Je demande à ceux qui réclament ici les droits de la Providence divine, si lorsqu'elle permet qu'on découvre une méthode sûre pour se préserver des ravages de la Petite Verole, elle nous défend d'en faire usage ? C'est elle qui nous offre le reméde ; n'est-ce pas l'offenser que de le rejetter avec mépris ?

REMARQUES.

surées, & non par attachement au dogme de la Fatalité qu'ils ont refusé d'adopter un préservatif incertain, qui donne une maladie certaine.

On l'a déja dit, c'est une espéce de blasphême d'attribuer aux bienfaits de la Providence une œuvre toute humaine, une pratique due toute entiere à la cupidité. Et l'on ajoute pour répondre à la derniere question, aussi sérieusement qu'on pense qu'elle est proposée, que la Providence divine ne peut assurement s'offenser

REPONSE. REMARQUES.

s'offenser de ce qu'on ne l'offense pas.

VI. OBJECTION.

Il n'est pas permis de donner une maladie cruelle & dangereuse à quelqu'un qui ne l'auroit peut-être jamais eue.

Cette objection est comprise dans la précédente, de la maniere dont elle a été rétablie. Mais il faut suivre les Inoculateurs, & l'examiner telle qu'ils ont jugé à propos de la coucher dans le Mémoire sur lequel on travaille.

REPONSE.

(1) Commençons par dépouiller cette objection de ce qu'elle a de faux & d'exageré.

Premierement, on

REMARQUES.

Il eût mieux été d'approfondir ce qu'elle a de vrai, l'on n'auroit pas fait d'écarts.

C'est à la vraie

(1) Mém. de la Condam. p. 41. & suiv.

REPONSE.	REMARQUES.
ne peut dire avec vérité que la Petite Verole inoculée ſoit cruelle ni dangereuſe.	Médecine à décider dans quelle claſſe des maladies on doit placer l'inoculation, & de quels titres elle doit être décorée. Il ſuffit pour l'objet préſent, qu'elle ſoit une maladie, & que cette maladie puiſſe, par elle-même, détruire un homme ſur cent mille, débiliter pour toujours la ſanté d'un homme ſur cent mille, & qu'il ſoit probable que ces hommes ne devoient jamais avoir naturellement cette maladie, ni par conſéquent en mourir, &c. Probabilité que nul-

REPONSE. REMARQUES.

le dissimulation, nul déguisement, disons tout, nulle mauvaise foi, ne peut anéantir.

Une incision qui effleure à peine la peau, & qu'on peut réduire à une simple piqûre, une fievre légere, suivie de quelques symptômes qui durent à peine vingt-quatre heures, ne font pas une maladie cruelle.

Plus un poison, un venin ont la facilité de se réduire en petit volume, & de s'introduire par de petites voies, plus ils sont actifs & dangereux. Si une maladie qui met souvent les malades en danger, qui laisse après elle des tumeurs inflammatoires, des ulceres, des caries; une maladie avec laquelle on peut introduire dans le sang les écrouelles, la vé-

REPONSE.	REMARQUES.
	role, &c. qui peut empester l'air, &c. qui peut tuer, estropier, n'est pas une maladie cruelle, il faut renoncer aux notions les plus communes.
Et une maladie dont il ne meurt pas un sur trois cens, comme on l'a prouvé, peut être pas un sur mille, comme nous le ferons voir, peut-elle se nommer dangereuse?	Défaut de reminicence, qui ailleurs que dans le Mémoire dont nous faisons l'analyse, équivaudroit à la plus insigne mauvaise foi. Que l'on voye les livres des Inoculateurs, le Mémoire lui-même, l'on démêlera, à travers tous leurs détours, des aveux précis que la force de la vérité leur a arraché; que

REPONSE.	REMARQUES.
	l'on examine, même légerement, leurs reticences & leurs déguisemens, & la fausseté de cette assertion sera démontrée.

Il y a ici une note peu importante, ne contenant que l'histoire très-succinte de Pilarini, de Timone & de le Duc, trois des premiers patrons de l'Inoculation ; on ne l'indique que parce qu'elle sert de témoignage à la facile crédulité de quelques Inoculateurs modernes.

REPONSE.	REMARQUES.
Si dans les premiers essais de l'inoculation en Europe & en Amérique, avant que la méthode fût perfectionnée, il est mort quelque-	Quelle humilité ! ou plutôt quel défaut de mémoire ! que des ouis & de nons dits en même tems ! La Thessalienne avoit en 1713 inoculé six mil-

REPONSE.

fois un malade ſur ſoixante-quatre comme à Boſton, dans une ſaiſon peu favorable & par la négligence des préparations néceſſaires, comme l'aſſure le Docteur Jurin; quand il ſeroit vrai qu'il en eſt mort quelquefois un de cinquante, je ne m'arrêterai pas à prouver par l'examen des circonſtances, qu'il eſt fort douteux qu'ils ſoient morts de l'inoculation, (*a*) j'accorderai tout, & je dirai que la preuve la plus évidente que la Petite Vérole inoculée n'eſt

REMARQUES.

le perſonnes, ſans qu'il ſoit mention d'aucun accident : les poliſſons de la Province de Galles, ſe donnoient la Petite Vérole en badinant, & n'en alloient pas moins jouer à la foſſette. Ce n'eſt que depuis qu'on a perfectionné l'inoculation, qu'on a lieu de ſoupçonner qu'il en ſoit réſulté quelques accidens.

(*a*) De ſon côté on ne diſputera aucunes prétentions aux Inoculateurs, s'ils peuvent prouver que ſans

REPONSE.

point dangereuſe, c'eſt le petit nombre d'accidens que lui reprochent ſes Adverſaires les plus acharnés. (*a*) Qu'eſt-ce qu'une expérience malheureuſe ſur quarante-neuf qui réuſſiſſent ? Ils ne peuvent donc nier au moins, que de cinquante malades dont dix peut-être ſeroient morts de la Petite Vérole, on en ſauve neuf par l'inoculation ; & voilà ce qu'ils appellent une opération diabolique.

REMARQUES.

l'inoculation, ce peu de morts devoient avoir la Perite Vérole & en mourir.

(*a*) C'eſt un meurtre.

Tout ce qui eſt phyſique & calcul, n'eſt diſputé, ni convenu, dans l'examen actuel que l'on fait de l'inoculation, c'eſt l'affaire des Médecins de le régler entr'eux. On n'a égard ici qu'à ce qui appartient préciſement au moral, ce n'eſt qu'à ſon occaſion que l'on jette les yeux ſur le reſte. Or tou-

REPONSE.

REMARQUES.

tes les fois qu'il sera avoué que quelqu'un peut être mort par l'inoculation, & que l'on ne prouvera point qu'il eût dû avoir la Petite Vérole naturelle & en mourir, il restera que l'inoculation l'a assassiné, & l'on sera en droit d'appeller diabolique une opération qui s'efforce d'entreprendre sur les droits de la Providence.

Je ne puis me refuser une réflexion que je ne trouve dans aucun de ceux qui ont écrit de cette matiere, c'est qu'il est de la plus grande in-

Presque tous les Inoculateurs ont fait cette réflexion; il est vrai qu'ils ne l'ont ni développée, ni appuiée par aucune régle d'arithmetique.

REPONSE.	REMARQUES.
justice de mettre sur le compte de l'inoculation, comme il paroît qu'on l'a fait jusqu'à présent, tous les morts qui arrivent dans les quarante jours qui la suivent. Y a-t-il un homme si sain & si robuste qu'il soit, de la vie duquel on puisse répondre pour quarante jours ? De huit cens mille habitans que l'on compte dans Paris, il en meurt tous les ans vingt mille ; donc deux mille cinq cens en six semaines, c'est $\frac{1}{320}$. donc de trois cens vingt personnes	Voyez ce qui a été dit, (à la premiere des Remarques sur l'examen de quelques faits page 30.) des excuses des Inoculateurs. L'on fait une injustice bien plus grande à la Petite Vérole naturelle, de mettre sur son seul compte, des accidens, qu'au plus elle partage, avec bien d'autres causes. Voyez Baglivi cité sur la troisieme Accusation p. 13. & suiv. La loi fait-elle une injustice, lorsque pour mettre un frein aux emportemens &

REPONSE.	REMARQUES.
prises au hazard, il est probable qu'en quarante jours il en mourra au moins une.	aux violences, elle veut que celui qui a frappé ou blessé quelqu'un, soit réputé coupable de sa mort, si elle arrive dans les quarante jours; le coupable seroit-il bien venu à alléguer pour sa justification un calcul tel que celui que proposent les Inoculateurs? Ce calcul même ne fut-il fondé sur aucune supposition contestable. La comparaison est juste; l'inoculation fait violence à l'ordre & à l'humanité, &c.
Donc de trois cens vingt inoculés, il en	Non, l'on ne veut point de telles absur-

REPONSE.

doit mourir un dans le même terme, à moins qu'on ne veuille que cette opération diminue le dégré de probabilité d'une mort naturelle. Ceux qui ſont forcés à cette ſuppoſition, en ont-ils ſenti toute l'abſurdité? Ont-ils vu que ſi l'inoculation aſſuroit la vie d'un homme pour quarante jours, une égratignure répétée tous les ſix ſemaines nous préſerveroit de la mort?

REMARQUES.

dités, l'on n'a jamais vu de chimeres auſſi cornues, c'eſt pourquoi l'on s'éleve contre l'inoculation & les Inoculateurs. Non, l'on n'a jamais accuſé l'inoculation d'aſſurer la vie des hommes, c'eſt au contraire, de s'en jouer qu'elle eſt coupable.

Mais voyez comme la réflexion toute neuve du Mémoire, le calcul & la ridicule conſéquence, miſe fauſſement ſur le compte des oppoſans, ſont juſtes; comme ils ſont d'accord avec les fables des Peres de l'inoculation! Ti-

REPONSE.	REMARQUES.
	mone a ſuivi l'inoculation pendant ſept ou huit ans, ſans qu'il ſoit mort que deux enfans, (encore excuſe-t-on l'opération). Pilarini rapporte qu'en 1713, la Theſſalienne aſſuroit qu'elle avoit inoculé ſix mille perſonnes, (& il n'eſt parlé de la mort d'aucune). Amyand dans une ſeule année avoit écrit que dix mille perſonnes avoient paſſé heureuſement par cette preuve à Conſtantinople. Des milliers de ſujets avoient été inoculés en Angleterre ſans ac-

REPONSE.	REMARQUES.
	cident. Ranby avoit inoculé huit cens vingt ſept perſonnes d'un côté, & plus de mille d'un autre en 1752, & il n'avoit pas perdu un ſeul malade. *Pages 4. 6. 9. & 22. du Mém. de M. de la Condam.* Où étoit alors la probabilité qu'en 40 jours ſur trois cens vingt perſonnes priſes au hazard, ou inoculées ſi l'on veut, il en doit au moins mourir une? Si l'on épluchoit de près tous les calculs & tous les argumens des Inoculateurs, on les trouveroit ſou-

REPONSE.

La Petite Vérole inoculée n'est donc ni dangereuse ni cruelle, comme l'objection le suppose. Mais, dira-t-on, l'on ne peut nier que ce ne soit une maladie; pourquoi la donner gratuitement à celui qui ne l'auroit jamais eue? Voilà le plus spécieux de tous les raisonnemens que l'on puisse faire contre cette pratique, & le plus aisé à confondre.

Je réponds pre-

REMARQUES,

vent brouillés avec l'Arithmetique, & plus souvent encore avec la Logique.

Conséquence fausse tirée d'un faux principe.

Toute affoiblie que soit cette objection, les Inoculateurs sentent, dans le fond du cœur, toute sa justesse.

On réplique à ce-

REPONSE.

mierement qu'on ne donne point cette maladie à celui qui ne l'auroit pas eue, puisqu'il n'y a que ceux qui en sont susceptibles qui la contractent par inoculation, comme toutes les expériences pour la vérification de ce fait l'ont prouvé. Celui qui n'a point en lui le germe de la Petite Vérole, en sera quitte pour une opération moins douloureuse qu'une saignée; les incisions se sécheront comme une simple coupure, & il se verra délivré pour toujours des inquié-

REMARQUES.

ci: Que le raisonnement des Inoculateurs n'est fondé que, 1°. sur une supposition si fausse, que d'une proposition générale, *page* 1. *du Mémoire de M. de la Condam*. On se réduit ici à une proposition particuliere. On avoit dit d'abord au lieu cité, *nous portons le germe de la Petite Vérole dans notre sang*. Au lieu qu'ici l'on dit, *celui qui n'a point en lui le germe de la Petite Vérole*. Fausse d'ailleurs, comme on l'a montré dans l'observation sur la premiere sup-

REPONSE.

tudes & des transes continuelles où vivent ceux qui n'ont point encore eu cette maladie ; cette preuve lui sera garant qu'il est pour jamais à l'abri de la contagion ; c'est même l'unique moyen de rassurer ceux qui n'aïant pas eu une Petite Vérole bien décidée, ou ne sçachant s'ils l'ont eue dans leur enfance, ne sont pas sûrs d'être à l'abri d'une rechute.

REMARQUES.

position, *page* 22.

2°. Ce raisonnement péche en ce qu'il s'appuie sur des expériences non suffisamment réïterées, sujette à erreur, par cent circonstances faciles à se représenter ; expériences qui n'ont rien de plus concluant que celles qu'on fait tous les jours de la Petite Vérole naturelle ; le même malade l'a communiqué à de certains sujets, & non à d'autres, qui pourtant dans la suite & long-tems après en ont été attaqués, ce qui peut arriver de

REPONSE. REMARQUES.

de même à ceux en qui l'inoculation aura manqué, car l'inoculation n'eſt pas un Taliſman. Et la preuve que ce doute eſt bien fondé, nous eſt fournie par un autre Inoculateur qui détruit tout ce qui eſt ici ſuppoſé, & renverſe toutes les aſſurances que l'on donne fauſſement ici à ceux qui craignent la Petite Vérole. *Voyez la note qui eſt à la fin de la Remarque ſur la ſeconde Objection, p. 50.*

Mais l'on peut très-légitimement faire ici une queſtion, qui

REPONSE.	REMARQUES.
	devient une objection très-forte contre la nouvelle pratique, & un motif évident de la bannir. Si dans quelques ſujets où ce germe imaginaire de la Petite Vérole n'exiſte pas, il ne peut conſéquemment être développé, que deviendra la force du virus variolique introduit dans leur ſang ? S'amortira-t-elle d'elle-même ? Ne riſque-t-on point que circulant pluſieurs mois, même pluſieurs années, dans la maſſe de leur ſang, elle ne produiſe un jour quelque mala-

REPONSE.	REMARQUES.
	die d'une nature à éluder les connoiſſances & le ſecours de la Médecine? La négative ſuffira-t-elle pour raſſurer contre cette importante & légitime crainte? qui voudra s'en tenir-là? perſonne, ſans doute. Il reſtera donc à ces malheureux patiens des frayeurs trop bien fondées, pour balancer la fantaſtique ſecurité qu'on veut leur donner. Qu'on ajoute à cela l'appréhenſion, qu'au virus varioli-que, il ne puiſſe s'être joint le levain de quelqu'autre dange-

REPONSE.

Je réponds en second lieu avec le sçavant Prélat, Auteur du Sermon pour autoriser l'usage de cette pratique, que la Petite Verole est une maladie qu'on peut dire générale, à laquelle la Providence a voulu assujettir l'espece humaine; que le nombre de ceux qui vivent

REMARQUES.

reuse maladie, comme on en a fait voir la possibilité dans ce qui a été dit sur la troisieme Objection, p. 54. qui après cela aura la témérité de se livrer aux dangers de cette épreuve ?

Avec beaucoup d'esprit, on est sujet à de grandes erreurs, l'Auteur du Mémoire que l'on analyse, & l'Evêque Anglois en font la preuve; séduits par quelques avantages physiques de l'inoculation, ils se sont caché qu'ils raisonnoient sur un faux principe, en établissant un ger-

REPONSE.

âge d'homme sans l'avoir est si petit, qu'il forme à peine des exceptions à la loi commune, & qu'il en est de l'inoculation comme de l'accès de la goute, qu'on excite lorsque les particules de cette douloureuse maladie sont dispersées dans toute la masse du sang. Dans l'un & dans l'autre cas l'on donne moins une maladie à un corps exemt de la contracter, qu'on ne choisit le tems le plus favorable pour développer le ferment qui l'occasionne, & que

REMARQUES.

me de Petite Vérole presqu'universel, & en supposant le fait contesté, que très-peu d'hommes échappoient à cette maladie ; les rapports moraux se sont dérobés à leurs réflexions, & ils ont pris pour un bien ce qui en effet est un mal.

Il est fâcheux d'être obligé de rebattre souvent les mêmes choses.

Nous avons fait voir sur la premiere supposition, que la Petite Vérole, non-plus qu'aucune autre maladie, n'avoit à son

REPONSE.

nous portons tous dans notre ſang : développement preſqu'inévitable & beaucoup plus dangereux quand il ſe fait au hazard & dans un tems d'épidemie, où il ſe produit quelquefois avec des ſignes équivoques qui le déguiſent & qui expoſent les malades aux erreurs d'une cure incertaine.

REMARQUES.

germe dans le ſang. Cette maladie n'eſt point endimique en Europe, il n'y a qu'environ neuf cens ans qu'elle y eſt venue d'Aſie, avant ce tems elle étoit entierement inconnue à nos climats.

Les Inoculateurs ſont convenus que cette maladie n'étoit funeſte, en différens dégrés, qu'à un quart du genre humain, que les trois quarts n'en ſouffroient aucun dommage. Nous avons avancé une vérité en diſant que de ces trois quarts, il y en avoit au moins

REPONSE. | REMARQUES.

un & demi, & le compte eſt modeſte, qui ne devoit jamais avoir la Petite Vérole naturelle. Cette maladie ne peut donc être réputée ni générale, ni preſque générale ; le nombre de ceux qui vivent âge d'homme ſans l'avoir n'eſt donc pas ſi petit. *Voyez plus bas Fernel cité.*

La comparaiſon de l'inoculation à un accès de Goûte qu'on excite, ne paroît rien moins que juſte. L'humeur de la Goûte eſt une maladie ſurvenue dans un corps humain par le

REPONSE. REMARQUES.

dérangement, ſoit des ſolides, ſoit des liquides, ſouvent par tous les deux, & elle eſt miſe en mouvement par une cauſe quelconque. Lorſque cette humeur faite pour ſe fixer ſur de certaines parties, erre dans le ſang ſans détermination préciſe, la crainte qu'elle ne ſe repoſe ſur quelque viſcere, engage à donner des remédes pour la ramener dans ſon ſiége naturel. L'inoculation au contraire eſt un mal, & non un reméde, qui vient au ſecours de l'imagination

REPONSE.	REMARQUES.
	gination plutôt qu'à celui de la réalité, elle porte un mal effectif dans un corps ſain, qui ſans elle n'eut peut-être jamais été affecté de ce mal. On ne peut pas affirmer qu'elle développe quelque choſe, puiſqu'on ne peut affirmer qu'il y ait quelque choſe à développer. Les maux dont l'humanité eſt affligée, ne doivent point leur cauſe au hazard; la religion les conſidere comme des châtimens ou des épreuves qui partent de la main de la juſtice &

REPONSE. REMARQUES.

de la miséricorde divines. La Médecine les regarde comme les effets de causes fixes qui sont dans la nature, qui marchent par les mêmes voies, qui ont des signes certains qui n'échappent point à un œil attentif, & qui ne tirent chacune à son égard, ses différences que du plus ou du moins de surcharge que reçoivent les organes. Enfin, Baglivi a démontré (*Voyez les passages cités sur la 3e Accusation*, *p.* 12. & *suiv.*) que la Petite Vérole naturelle n'étoit pas

REPONSE.

L'autorité d'un Evêque Anglican ne doit ici rien perdre de son poids auprès des Théologiens catholiques, & d'autant moins que la doctrine de la Prédestination absolue, qui bien que peu sui-

REMARQUES.

si farouche & si insurmontable que les Inoculateurs s'efforcent de la dépeindre, & que les erreurs d'une cure incertaine, doivent être bien moins imputées à la maladie, qu'à l'ignorance & à l'inapplication de ceux qui entreprennent de la traiter.

L'on est disposé à respecter personnellement tous ceux qui sont constitués en dignité, de quelque pays & de quelque religion qu'ils soient; mais leur autorité n'en doit pas être moins suspecte

REPONSE.	REMARQUES.
vie, ſubſiſte encore dans la Confeſſion Anglicane, eſt bien plus propre que le dogme Catholique à fournir des argumens ſpécieux contre l'uſage de l'inoculation.	à un vrai Catholique. Ce ſont nos Evêques & nos Théologiens que nous devons conſulter & écouter ſeuls, ſur-tout ce qui intéreſſe la ſaine morale & le dogme épuré. La propoſition n'a pas beſoin que l'on inſiſte ſur la preuve. Suppoſant que le dogme de la Prédeſtination abſolue, pour m'exprimer comme le Mémoire, fût tenu pour certain & hors de doute, par ceux qui le profeſſent, il ne leur faudroit ni raiſons, ni argumens pour

REPONSE.	REMARQUES.
	n'en périra pas moins, s'il est prédestiné à tel genre de mort : le Fataliste & le Prédestinatien attendent l'évenement sans se mouvoir ; ainsi leur dogme ne leur prête qu'un seul argument, qui est toujours faux; tout est décrété, prédestiné sans réserves ni restrictions, donc toute résistance est superflue, donc il faut se laisser entraîner au courant, & attendre tranquillement ce qui doit arriver. Au lieu que le dogme Catholique admettant la précaution & la prévoyan-

REPONSE. REMARQUES.

ce, il apprendra à distinguer entre les précautions & les prévoyances licites & celles qui sont illicites, il permet que le raisonnement applique la régle à la chose en question, & cette régle lui fournit les argumens les plus nombreux & les plus puissans, pour ce qui s'approche d'elle, ou contre ce qui s'en écarte. On a donc dit ici le contraire de ce qu'il falloit dire.

Par toutes les considerations précédentes, on voit que l'objection qui portoit sur

Par ce que l'on vient de répliquer aux Inoculateurs, le Public est en état de

REPONSE.	REMARQUES.
plusieurs fausses suppositions, a bien changé de face ; la voici réduite à sa juste valeur.	juger de quel côté sont les fausses suppositions, & si la parodie est heureuse, il fera sans peine l'unique réponse que mérite la question, & peut-être même trouvera-t-il qu'il est plus sensé de n'en point faire.
» Est-il permis de » mettre pour jamais » à l'abri d'une ma- » ladie cruelle, dan- » gereuse, & pres- » qu'inévitable, en » procurant avec les » plus sages précau- » tions, & sous la » direction d'un Mé- » decin habile, une » maladie légere, » dont le danger est » cent fois moindre ? » Y a-t-il deux ma- » nieres de répondre » à cette question ?	
» Mais, dit on,	Il n'y a point d'é-

REPONSE.

» il n'eſt pas licite » de faire un petit » mal pour procurer » le plus grand bien.

Cette inſtance n'eſt fondée que ſur une équivoque : nous ſuppoſerons que ce principe eſt rigoureuſement & généralement vrai, quant au mal moral ; mais il eſt au moins très-faux dans l'application qu'on en veut faire à un mal phyſique. Il eſt certainement permis d'abattre une maiſon pour préſerver une ville d'un incendie ; mal phyſique qui ne va gueres ſans un mal

REMARQUES.

quivoque ; ceux qui propoſent cette inſtance, comme on l'appelle, n'ont entendu ni pu entendre qu'un mal moral, ils n'ont jamais prétendu l'appliquer à un mal purement phyſique. Ils n'ignorent pas qu'il eſt ſouvent permis de faire un mal phyſique, pour qu'il en revienne un bien, ſi par mal toutes fois, on entend ou douleur, ou privation d'une choſe entierement phyſique, la Médecine, & ſur-tout la partie appellée Chirurgie, créés de

REPONSE.

moral : on submerge une Province & on la ruine pour plusieurs années dans la vue de prévenir le dégât passager qu'y pourroit faire un ennemi ; on refuse l'entrée d'un port à un vaisseau prêt à périr, s'il est suspect de contagion. Dans un tems de peste on établit des barrieres, & quoique l'humanité s'en révolte, on tire impitoyablement & sans scrupule sur ceux qui les osent franchir. Le mal de l'inoculation, quand on y voudroit trouver du moral, est-il compara-

REMARQUES.

Dieu, en fournissent des preuves : l'exemple de la maison abattue dans un incendie en peut servir aussi, à condition toutes fois qu'il n'en résulteroit aucun mal moral ; car s'il en résultoit quelqu'un, il ne seroit plus licite d'abattre la maison. Cette distinction est ici nécessaire pour redresser la confusion de termes & d'idées contenue dans le raisonnement auquel on répond.

Or les choses ainsi rétablies, l'on peut affirmer sans supposition, qu'il n'est ja-

REPONSE.

ble à ces maux tolerés, permis, autorisés par toutes les loix ?

REMARQUES.

mais licite de faire un petit mal pour procurer même le plus grand bien, &c. on le prouvera dans la conclusion de cet Ecrit. On observera seulement en passant:

1°. Qu'il y a une expression peu religieuse, ou du moins très-peu mesurée dans la phrase; *nous supposerons, &c.*

2°. Que la justesse des comparaisons pouvant être contestée, elles sont réputées fausses, suivant la régle qu'on en donnera dans la suite. La premiere de la maison abattue dans un

REPONSE. | REMARQUES.

incendie, ne feroit vraie à l'égard du mal physique, qu'avec sa condition aposée ci-devant, qu'il n'en résulteroit aucun mal moral, & alors elle ne peut plus s'appliquer à l'inoculation. La seconde est mal posée, & est assujettie à des distinctions; elle est mal posée, en ce que l'on ne ruine pas un pays par le ridicule motif d'empêcher l'ennemi d'y faire un dégât passager, une telle expédition seroit aussi contraire aux loix du bon sens, qu'à celles de la guerre & à cel-

REPONSE. REMARQUES.

les de la religion. Mais on le ruine quelquefois, ou pour punir son ennemi par des représailles, qu'on se figure justes, ou pour l'empêcher d'en tirer des subsistances, ou bien pour porter un préjudice à ses sujets, qui rende sa guerre odieuse ! Mais ces endroits de l'histoire des héros, n'en sont pas pour l'ordinaire les plus dignes de louanges ni d'imitation. Ce n'est qu'avec bien des conditions que de semblables exploits s'accordent avec la justice, & sans cet accord l'on

REPONSE. REMARQUES.

peut très-affirmativement assurer qu'ils ne sont pas licites, ainsi ces distinctions empêchant la justesse de la comparaison, elle est donc fausse. La troisieme & la quatrieme, de la contagion & de la peste, sont des précautions dans lesquelles on calcule plus selon la politique humaine, que selon la charité évangelique : pour juger en Chrétien de la légitimité de ces moyens, on n'a qu'à examiner ce que David eut fait dans ces occasions, ce qu'eussent fait Job, Tobie

REPONSE.	REMARQUES.
	& les autres Saints, l'on apprendra d'eux ce que c'est que la justice, & si ces excessives précautions des loix humaines, quadrent avec la sagesse, la modération & la charité des loix divines. La Philosophie moderne n'y regarde pas de si près, & subordonne volontiers le moral au physique. Mais encore une fois, ce n'est pas par ce dernier que l'on prétend de juger ici l'inoculation, & il est évident que par le premier elle ne peut éviter d'être condamnée.

REPONSE.	REMARQUES.
Suite de la même Objection.	
On revient encore à la charge. » Pourra-t-on jamais » persuader à un » pere tendre de » communiquer de » propos déliberé, » à son fils unique, » une maladie qui » peut lui donner la » mort ? Quelque » petit que soit le ris- » que auquel il l'ex- » pose par l'inocula- » tion, n'y eut-il » qu'un sur cent, sur » deux cent, sur » trois cent, comme » on le suppose, à » qui cette opération	Le bon sens, les entrailles paternelles, la religion ont formé cette question, ce seroit à eux à y répondre, & leur réponse ne seroit certainement pas pour l'affirmative.

Non,

REPONSE.

» fût fatale, doit-il » l'exposer volontai- » rement à ce ris- » que ?

Oui, pour le sauver d'un risque incomparablement plus grand, & si le préjugé n'offusque pas en lui toutes les lumieres de la raison, s'il aime son fils d'un amour éclairé, il ne doit pas hésiter un moment, je le démontre.

Ce n'est point ici une question de mo-

REMARQUES.

Non, si le risque est aussi incertain que celui qu'on propose, si le moyen n'en est pas licite. Non, répondra à Paris l'affligée Madame Châtelain ; non, s'écrieront mille meres gemissantes, en Angleterre, de leur credulité peu réflechie, dont les imprécations contre l'inoculation déposeront sans cesse contre elle au tribunal de l'humanité.

Pour un Politique, pour un Natura-

REPONSE.

rale, c'eſt une affaire de calcul, ne faiſons point un cas de conſcience d'un problême d'arithmétique.

REMARQUES.

liſte, pour cette malheureuſe Philoſophie à la mode, tout ſe réduit à des ſyſtêmes & à des hypotheſes. Mais qui eut jamais penſé qu'une queſtion où il s'agit uniquement du bien & du mal moral, du bien & du mal phyſique, ne dût plus être du reſſort de la Théologie d'une part, & de celui de la Médecine d'une autre, & que la déciſion en fût de droit dévolue à Barreme & à ſes éleves? C'eſt une nouveauté qui étoit réſervée à la ſagacité des Inoculateurs.

REPONSE.

Un pere doit prévenir les dangers dont son fils est menacé, & s'il ne peut l'en préserver totalement, il doit au moins rendre le péril le moindre qu'il est possible. Ceci posé, doit-il ou ne doit-il pas faire inoculer son fils ? Pour décider la question, il n'y a qu'à comparer les risques que court l'enfant dans les deux cas.

Je n'entrerai point dans toutes les considérations qui pourroient aider à déterminer le degré de vraisemblance, qu'un

REMARQUES.

Il n'y auroit rien de plus juste que cette obligation, pourvu que les dangers fussent évidens, & que les moyens pour les prévenir fussent permis. Or c'est ce qui ne se trouve point dans le cas que l'on suppose ici. La confiance en Dieu, & l'abandon à sa providence, sont les grandes & uniques ressources contre les terreurs paniques.

Tout ce raisonnement, & ce qui le suit, n'est que sophisme & supposition : qu'on l'examine de près, & l'on sera

REPONSE.

enfant qui vient de naître mourra un jour de la Petite Vérole ; ce riſque eſt en raiſon composée de la probabilité que l'enfant aura cette maladie & du riſque qu'il court d'en mourir, ſi jamais il l'a ; mais outre qu'il n'y a peut-être pas aſſez d'expériences pour réſoudre exactement le problême, je ne me propoſe ici que d'établir ſur des calculs connus des vérités qui ſe puiſſent ſaiſir à la premiere vue ſans être Mathematicien.

Je remarque d'a-

REMARQUES.

convaincu de la néceſſité d'allier la Logique avec l'Algebre.

Ou l'on n'entend

REPONSE.

bord que si la Petite Verole étoit inévitable, le risque d'en mourir seroit à peine différent pour l'enfant qui vient de naître, & pour celui qui est déja frappé de la maladie. Si donc le nombre de ceux qui n'en sont jamais atteints est très-petit, le peu d'espérance d'en être exemt diminue très-peu le risque que l'enfant qui vient au monde court d'en mourir un jour.

Mais puisque l'inoculation ne se pratique qu'au-dessus de l'âge de deux ans,

REMARQUES.

pas assez le sens de cette remarque, où l'on est autorisé à en conclure, 1°. que le plus ou le moins que l'on a à vivre est indifférent; 2°. que l'homme pourra sans crime risquer de retrancher à lui, à son fils, ou à tout autre une partie quelconque de ce tems.

REPONSE.

c'eſt ſeulement le riſque au-deſſus de cet âge qu'il importe d'examiner. L'Evêque de Worceſter, dans l'ouvrage déja cité, avance comme un fait conſtant, vérifié par l'expérience & le calcul, que de ceux qui vivent âge d'homme, à peine un ſeul ſur pluſieurs certaines eſt exemt de la Petite Vérole.

REMARQUES.

L'Evêque de Worceſter, ainſi que font la plupart des partiſans de l'inoculation, parloit ſur la foi d'autrui, la notoriété publique dément les expériences & les calculs qui lui ont été fournis. Mais ſans s'embarraſſer de conteſter ſi ces faits ſont vrais ou faux en Angletere, tenons-nous-en à ce qui eſt ſous notre main. Que chaque François, dans toute l'étendue du Royaume, interroge ſes parens, ſes amis,

REPONSE. | REMARQUES.

ſes voiſins, & il trouvera ſans peine que plus d'un quart & demi, dans l'extrêmité de l'âge, n'a jamais eu la Petite Vérole; il découvrira encore, qu'il y a pluſieurs familles nombreuſes, dans leſquelles depuis pluſieurs générations la Petite Vérole, eſt à peine connue autrement que par ſon nom, il trouvera encore que plus de la moitié interrogée, ſi elle a eu la Petite Vérole, répondra équivalement à, je n'en ſçais rien, ce qui veut preſque dire

REPONSE. | REMARQUES.

autant que, non. Tout le monde est à portée de faire cette expérience & ce calcul. Il paroît que le fameux Fernel n'étoit pas du même avis que l'Evêque Anglois, puisqu'il affirme précisement le contraire, en réfutant le sentiment des Médecins Arabes sur les causes de la Petite Vérole & de la Rougeole, qu'ils attribuoient ridiculement à de certains restes du sang menstruel, il dément les deux propositions favorites que les Inoculateurs ont emprunté

REPONSE. REMARQUES.

pruntés ſans doute de ces corrupteurs de la Médecine ; que tous les hommes ſont ſujets une fois en la vû à ces maladies, mais que perſonne ne les a pluſieurs fois. *Adde unumquemque his aliquando in vita neceſſario conflictari debere, & neminem his poſſe ſecundo aut tertio prehendi : quorum utrumque manifeſte falſum animadvertimus.* Ajoutez (que les Médecins Arabes ſoutenant) que tous les hommes ſont néceſſairement attaqués de ces maladies une fois en leur vie,

REPONSE.

Ceci suppofé, le danger d'en mourir pour celui qui a paffé l'âge de deux ans, eft donc prefqu'auffi grand que s'il avoit déja cette maladie. Et puifqu'il eft prouvé par les dénombremens de Mr. Jurin, qu'il n'échappe qu'un feptieme de ceux qu'elle attaque

REMARQUES.

& qu'il n'y a perfonne qui puiffe l'être une feconde ou une troifieme fois : l'expérience nous a découvert la fauffeté manifefte de ces deux affertions. *Fern. Lib.* 2. *de abd. rer. cauf.* c. 12. *de morb. peftil.*

Suppofition faite fi fort à la légere, qu'on peut fans témérité la foutenir fauffe. Ceux qui entendent nettement ce réfultat, doivent avoir de vives allarmes, fur-tout quand plufieurs obftacles s'oppofent à ce qu'ils ne puiffent être inoculés. La charité per-

REPONSE.

naturellement, le risque d'en mourir que court l'enfant qui a passé deux ans, est donc pareillement à peu près, comme un à six, c'est-à-dire qu'à cet âge, il y a presqu'un septieme à parier, ou tout au moins un huitiéme, c'est-à-dire un contre sept, non-seulement qu'on aura la Petite Verole, mais qu'on en mourra.

REMARQUES.

met-elle qu'on répande de si grandes terreurs? Un tel calcul n'est-il pas digne d'être vérifié à la police?

Mais quand, à quel âge mourra-t-on? Combien y a-t-il d'années à perdre, ou à gagner? C'est ce qu'il importoit de sçavoir, c'est ce que le calcul laisse ignorer.

REPONSE.

Il eſt évident qu'un pere ne devroit ſoumettre ſon fils à aucun riſque, même très-éloigné, s'il étoit ſûr que ce fils n'y ſeroit jamais expoſé; mais puiſqu'au défaut de cette révélation que le pere n'a pas, il a la certitude du riſque de mort que court ſon fils, avec un degré de probabilité d'un contre ſix; il n'eſt pas moins évident que l'amour paternel exige qu'il dérobe ſon fils à ce péril, s'il le peut. Quand il ne réuſſiroit, en le faiſant inoculer, qu'à

REMARQUES.

Mais au défaut de cette révelation, le pere a un ſentiment intérieur de tendreſſe, qui l'engage à préferer la crainte éloignée de perdre un jour ſon fils d'un mal auquel ſa bonne fortune peut le faire échapper; à la crainte prochaine d'abréger les jours de ce fils, par l'accident même le plus

RÉPONSE.	REMARQUES.
diminuer le risque de moitié, du tiers, du quart, de moins encore, la raison le lui conseilleroit, à plus forte raison lui prescrit-elle de rendre ce risque si petit qu'il devienne commenul, puisque suivant les dernieres expériences, sur (*a*) trois cens inoculations ; il n'y a pas un accident à craindre. Au lieu d'un enfant, supposons que le pere en ait sept, & qu'ils ayent atteint l'âge de deux ans ; s'il laisse agir la nature, il doit s'attendre à les voir tôt ou tard attaqués	inopiné : sentiment qui dans un Chrétien sera soutenu par la délicatesse de sa conscience, qui ne peut sous aucun prétexte le résoudre au risque de retrancher des jours comptés par la Providence. (*a*) Ces exagerations ont été suffisamment relevées dans plusieurs endroits de cet Ecrit.

REPONSE.

de la Petite Vérole, & tout au moins d'en perdre un des (a) sept, peut-être deux, si l'épidemie est violente, & cela peut-être quand ils auront reçu toute leur éducation, & qu'il aura conçu d'eux les plus grandes espérances. En les faisant inoculer dans un âge tendre, il les sauvera tous; mais peut-être, dit-on, le plus (b) cheri succombera sous l'épreuve de l'inoculation, tandis qu'il eut échappé à la Petite Vérole ordinaire.

REMARQUES.

(a) Dans ce premier cas, la résignation à la volonté de Dieu, est d'une ressource infinie & très-méritoire.

(b) Dans ce second cas, il ne reste que le désespoir d'avoir consenti à une privation si douloureuse & d'avoir offensé Dieu & l'humanité.

REPONSE.

Cette crainte eſt véritablement une terreur panique, —— puiſque la Petite Vérole inoculée eſt infiniment moins dangereuſe que la naturelle, ——

REMARQUES.

Terreur approuvée, commandée par la ſaine morale.

Etre moins dangereuſe, c'eſt toujours être dangereuſe dans quelque dégré. Les Inoculateurs ſont ſouvent forcés à des aveux que leur extorque la vérité.

—— & puiſque l'expérience a prouvé que celui qui ne la prendroit pas naturellement, ne la recevra pas par inoculation. Quoiqu'il en ſoit, & quand le fils cheri mourroit, ce que je ſuppoſe contre toute vraiſemblance, ——

Nous nous ſommes inſcrits contre cette fauſſe allégation, *page* 52.

Quelque peu vraiſemblable que fût une telle ſuppoſition, un pere, un chrétien ne la font point ſans fremir.

REPONSE.

—— le pere a fait ce qu'il devoit, en diminuant le risque de mort dont ce fils étoit menacé, ——

—— il y a bien plus de raisons pour se consoler de sa perte, qu'il n'y en auroit si sa fille avantageusement établie étoit morte dans la premiere couche. La chose deviendra plus sensible & le calcul sera plus exact sur un grand nombre que sur un petit.

Un maître a trois cent cinquante jeu-

REMARQUES.

C'est par un semblable syllogisme que le Berger dans l'Avocat pathelin, tue les moutons de son maître pour les empêcher de mourir de la clavelée.

Raisons de ménage. Les Inoculateurs ne négligent rien. C'est par des motifs de concupiscence & d'intérêt que l'inoculation s'est introduite en Asie, elle tente les mêmes moyens pour s'établir en Europe.

Toujours mêmes calculs, mêmes sup-

REPONSE.	REMARQUES.
nes efclaves qui n'ont pas encore eu la Petite Vérole : qu'il les abandonne à leur fort ; felon la loi commune il en mourra la feptieme partie, il en périra donc cinquante. Qu'il les foumette à l'inoculation : fuivant les derniers calculs, qui ne donnent qu'un mort fur trois cent foixante & feize, il n'en perdra qu'un feul. Doit-on, ou ne doit-on pas faire inoculer ? ——	pofitions, mais toujours des variations fuivant le befoin, rien de fixe ni d'arrêté fur les bons & les mauvais fuccès de l'inoculation. Voyez ci-devant. On a honte de répéter, on a honte de répliquer ?
	Les loix divines & humaines répondent, non ? la cupidité répond, oui. Que dira la confcience ?
—— Il paroît par	La varieté des cir-

REPONSE.

toutes les expériences anciennes & nouvelles, qu'en Amérique, soit la faute du climat, ou celle des Inoculateurs, la Petite Vérole est plus dangereuse qu'en Europe, & beaucoup plus parmi les Noirs que parmi les Blancs. Ainsi peut-être au lieu d'un, le maître perdra-t-il six, dix, vingt esclaves par l'inoculation; il en eût perdu cent ou cent cinquante de la Petite Vérole naturelle.

Présentons sous un

REMARQUES.

constances fait beaucoup dans toutes les maladies; & l'on convient ici, qu'elle n'est pas moins à craindre dans l'inoculation que dans les autres maux. Pourquoi donc, en pleine santé, s'exposeroit-on au caprice de circonstances cachées, quelquefois aux yeux les plus fins, ignorées ou négligées par l'Inoculateur inexpérimenté ou inattentif, & sujettes à mille différences qui peuvent les rendre funestes à la vie! Quelle folie!

Cette comparai-

REPONSE.

nouveau jour l'importante vérité que nous cherchons à rendre évidente.

Vous êtes obligé de paſſer un fleuve profond & rapide, avec un riſque évident de vous noyer ſi vous paſſez à la nage : on vous offre un batteau, ſi vous répliquez qu'il vaut encore mieux ne point traverſer la riviere, vous n'entendez pas l'état de la queſtion ; vous ne pouvez vous diſpen-

REMARQUES.

ſons ne peut ſéduire que des gens ſuperficiels. Si l'on réflechit un inſtant, l'illuſion ſe détruit, la prétendue vérité retombe dans les ténébres, & s'y anéantit.

Ne diſſimulez point, avouez franchement que vous ignorez ſi vous devez traverſer un jour ce fleuve, ou ſi vous ne le traverſerez jamais, car combien de gens en effet ne le traverſeront de leur vie? Vous ignorez quel eſt le tems où il vous ſera preſcrit de le paſſer, vous ignorez encore, ſi en

REPONSE.

ſer de paſſer à l'autre bord. On ne vous laiſſe que le choix du moyen.

REMARQUES.

le paſſant vous ſerez noyez ou non ; Dieu a voulu vous cacher ces circonſtances pour votre intérêt & pour votre avantage, il vous a défendu expreſſément d'oſer le paſſer ſans ſon ordre ; il s'eſt réſervé lorſqu'il vous commanderoit de le paſſer, de vous permettre en même tems de vous ſervir de moyens analogues à ceux qu'il vous a donné pour paſſer les autres fleuves que vous êtes deſtiné à traverſer durant le cours de votre vie. Ces ſecours ſont à la vérité foibles & peu

REPONSE. REMARQUES.

certains, ils ne consistent qu'en un très-petit nombre d'excellens plastrons de liege, & en une multitude infinie de vessies pleines de vent, dont la plupart sont percées, ou à demi vuides; celles-ci vous laissent souvent submerger, & d'autant plus facilement que vous y donnez plus de confiance : tâchez du moins de préferer les lieges aux vessies, car tout autre soutient vous est interdit, & est contraire à la loi divine. Sur ces entrefaites, un Contrebandier

REPONSE.	REMARQUES.
	vous offre un batteau qu'il a furtivement établi ſur le fleuve ; entrez, vous crie-t-il à haute voix, mon batteau ne périt que de trois cent ſoixante & ſeize fois une, ordinairement on ne s'y mouille pas même le bout du pied. Mais c'eſt prévenir l'ordre de Dieu, c'eſt lui deſobéir, lui répondez-vous. Entrez toujours, réplique-t-il, il n'y a que des ſots & des entêtés qui ſoient ſi ſcrupuleux ; croyez-moi, Dieu n'y prendra ſeulement pas garde. Sur cette belle aſſu-

REPONSE. REMARQUES.

rance vous vous jettez dans le batteau, & vous qui devez traverſer la riviere aujourd'hui, & vous qui ne deviez la traverſer que dans dix, dans vingt, dans trente ans, & vous qui ne deviez la traverſer jamais. La barque fait ſi l'on veut mille voyages ſans dangers apparens; mais enfin elle eſt fragile & peut faire calotte, elle l'a déja fait pluſieurs fois, elle l'a fait encore dans le moment, vous périſſez, il n'y a plus de reſſource, puiſque vous demeurez

REPONSE.

La Petite Vérole est inévitable au commun des hommes, le nombre des privilegiés fait à peine une exception.

REMARQUES,

livrez à tout le ressentiment de la colere divine. Eh bien, y a-t-il quelqu'un tenté d'entrer dans le batteau ?

C'est un fait exageré, contesté par la pluralité des Médecins & contraire à l'expérience journaliere, comme on l'a déja dit. La dissertation annonce elle-même p. 1. & 59. que trois quarts du genre humain sont exemts des dangers de la Petite Vérole; qu'un quart seulement est détruit, mutilé, ou défiguré par cette maladie.

De

REPONSE. REMARQUES.

De ce quart supposons, avec justice, qu'un tiers soit détruit, un tiers mutilé, & un tiers défiguré, & ce dernier n'est un mal réel, que pour quelqu'un qui préfere le fourreau à la lame. Il restera que la Petite Vérole n'est destructive ou mutilante que pour deux douziemes du genre humain, & cela encore pour un douzieme en degrés différens. Mais de ces deux douziemes il y en a évidemment deux tiers qui sont détruits ou mutilés, plutôt par les mé-

REPONSE. REMARQUES.

thodes dépravées qu'on emploie dans leur cure, que par la violence de la maladie. *Voyez Baglivi cité page* 13. *& suiv.*

Donc la Petite Vérole n'est à craindre que pour une dix-huitieme partie du genre humain; encore dans ce calcul l'avantage est-il pour les Inoculateurs, puisqu'on leur passe les mutilés pour des morts, au lieu qu'eux ne tiennent aucun compte des mutilés, dont le nombre, dans leur pratique, surpasse souvent celui des morts. Or

REPONSE.	REMARQUES.
	eſt-il néceſſaire de bouleverſer les loix de la Providence & celles de l'humanité pour un avantage auſſi médiocre & auſſi incertain que celui qu'offriroit l'inoculation. Mais davantage, c'eſt que ſi l'on vouloit ſe parler ſerieuſement & de bonne foi, l'on avoueroit réciproquement qu'il n'eſt pas vrai, qne de dix-huit il meure un de la Petite Vérole, une année portant l'autre, il n'y a peut-être pas même un de cinquante, ſurtout à Paris; qu'au-

REPONSE.	REMARQUES.
	roient à faire les autres maladies, dont on a fait plus haut une énumeration, & tant d'autres dont on n'a point parlé ?
Nous ſommes donc tous forcés à traverſer le fleuve. Une longue expérience a prouvé que des ſept qui riſquent de le paſſer à la nage, un eſt emporté par le courant. De ceux qui le paſſent en batteau, il n'en périt pas un ſur mille : maintenant choiſiſſez.	Toutes ces exagerations ſont ſuffiſamment répondues.
Tel eſt le ſort de l'humanité un tiers de ceux qui naiſſent	Le calcul eſt trop effrayant, pour qu'on ſe détermine légere

REPONSE.	REMARQUES.
ſont deſtinés à mourir dans les deux premieres années de leur vie par des maux incurables & inconnus : ——	ment à le croire juſte, les hommes étoient plus heureux & plus tranquilles avant que l'arithmetique fût devenue ſi fort à la mode. Il y a d'excellens Traités des maladies des enfans, leurs maladies paſſent rarement la portée des bons Médecins, les mauvais doivent ſe taire.
—— échappés à ce premier danger, le riſque de mourir de la Petite Vérole devient pour eux inévitable, il ſe répand ſur tout le cours de la vie ; ——	Ne diroit-on pas que la Petite Vérole eſt la ſeule maladie mortelle ? Otez l'exageration au ſyſtême de l'inoculation, il ſe réduit à rien.
—— c'eſt une lote-	Par bonheur, il

REPONSE.

rie forcée, où nous nous trouvons interessés malgré nous, chacun y a son billet, & tous les ans il en sort un certain nombre. La mort en est le lot. Que fait-on en pratiquant l'inoculation? On change les conditions de cette loterie, on diminue le nombre des billets funestes. Un de sept, & dans les climats les plus heureux un sur dix étoit fatal; il n'en reste plus qu'un sur trois cent, un sur cinq cent, & bientôt il n'en restera pas un sur mille; nous en

REMARQUES.

y a bien des billets blancs, il y en a bien qui ne sortent jamais de la roue.

La comparaison est bonne & bien digne de l'inoculation. Mais pour qu'elle devînt plus juste, voici comment il faudroit arranger la loterie: elle seroit composée de mille billets, si l'on veut, dont chacun seroit de mille francs, il y auroit 999 billets auxquels en sortant l'on rendroit leur mille francs de mise, mais sur lesquels seroient toutefois prélevés, sans proportion, les

REPONSE.

avons déja des exemples.

REMARQUES.

frais de la loterie & les profits des buralistes, car il en couteroit plus, aux plus riches; celui à qui écheroit le billet restant, ce seroit le gros lot, perdroit sa mise, payeroit son contingent des frais, & seroit pendu. Venez, accourez Inoculateurs, remplissez ma loterie, pour vous, pour vos enfans, pour vos amis. Voilà dans le fonds le ton sur lequel meriteroit d'être traitée cette affaire, si le Public moins avide de nouveautés, même les plus suspec-

REPONSE.

Tous les siécles àvenir envieront au nôtre cette découverte. La nature nous décimoit ; l'art nous millesime.

Ce que j'ai dit d'un pere de famille, j'ose le dire d'un Monarque à l'égard de l'héritier présomptif de la Couronne. Si la chose étoit douteuse, —— si même elle n'étoit pas évidente pour un esprit attentif, se persuadera-t-on serieusement

REMARQUES.

tes, les plus pernicieuses, ne donnoit pas à plein collier dans celle-ci.

N. B.

Quel est le François que ce mot ne fasse frémir ! A quel excès la préoccupation ne porte-elle pas les esprits, même les plus raisonnables !

Tout aussi serieusement qu'on se persuadera que les Anglois ont eu l'execrable folie de massacrer

REPONSE.	REMARQUES.
qu'on eut expoſé le Prince de Galles au riſque de l'inoculation.	crer ſur un échafaud Charles I. leur légitime Souverain, & l'extravagante impiété d'eſſayer d'incorporer dans leur nation, d'y vouloir fixer, un peuple que la malédiction divine a deſtiné à être errant ſur la terre.

Fauſſes comparaiſons.

L'émetique & le quinquina n'ont pas éprouvé moins de contradictions (que l'inoculation) avant que leur efficacité fût généralement reconnuë. *Mem. de la condam. p.* 24.

On peut en apporter des exemples (d'accidens) un plus grand nombre & de plus dangereux à la ſuite d'une ſimple ſaignée. Il faut donc commencer par proſcrire ce remede, avant que de faire le procès à l'inoculation. *Idem, p. 39.*

REMARQUES.

Un Auteur déja cité, l'illustre Baglivi, en traitant des obstacles qui retardent les progrès de la Médecine, a fait un chapitre exprès des fausses comparaisons. C'est le sixieme du premier livre de la Prat. de Med.

Les argumens, dit-il, §. 1, formés par des comparaisons, étant les plus faciles de tous, sont aussi ceux dont on tire les conclusions les plus fausses, s'ils ne sont pas dans les regles. Pour qu'une comparaison donne une conclusion juste, elle doit être faite entre des choses de même genre, comme entre des plantes & des plantes, des mineraux & des mineraux, des êtres vivans & des êtres vivans, & ainsi du reste; de sorte que chaque attribut d'une chose se puisse vérifier par celle à laquelle on la compare, autrement la conclusion ne seroit ni juste, ni déduite par une énumeration ſuffiſante des Parties, ce qui indubitablement donneroit lieu aux plus groſſieres erreurs.

Maintenant qu'on approche de cette regle inconteſtable, les comparaiſons des Inoculateurs, le ſimple coup d'œil en démontrera la fauſſeté.

L'émetique & le quinquina ſont des remedes, l'inoculation eſt une maladie. La nouveauté de ces remedes les avoit rendus ſuſpects aux Médecins, qui par les obligations de leur état, ne doivent admettre que des medicamens connus & éprouvés. L'inoculation eſt une maladie, factice à la vérité, & la Médecine créé pour la deſtruction ou le ſoulagement des maladies, ne l'eſt pas pour leur propagation & encore moins pour leur donner l'être. Les remedes guériſſent, les maladies tuent, les remedes ſont un bienfait de la miſericorde, les maladies ſont un châtiment de la Juſtice Divine. Que ne peut-on pas dire là-deſſus ?

Toutes ces choſes peuvent ſe dire de la

ſaignée, & l'on doit ajouter, ce qui rendra la comparaiſon encore plus fauſſe, que les dangers attribués à la ſaignée, ne lui ſont pas propres, ne ſont pas de ſon eſſence, ils ſont l'effet & le réſultat de la précipitation ou de la maladreſſe de celui qui l'adminiſtre : toutes les opérations de la Chirurgie ſont ſujettes au même inconvénient, un mauvais Chirurgien eſtropie ou tue un homme, qu'un Chirurgien habile auroit guéri. L'inoculation eſt un mal au contraire, qui par lui-même, ſans erreur du Médecin, peut débiliter la ſanté, peut donner la mort à celui qu'on y ſoumet.

Les autres comparaiſons des Inoculateurs, celle de la goûte, celle du fleuve & du bateau, celle de la loterie ne ſont pas plus concluantes que celles-ci, & l'on en a déja ſuffiſamment montré le ridicule.

Après l'analyſe & l'examen que l'on vient de faire des principes des Inoculateurs, il ſeroit ſuperflus de s'arrêter à réfuter les conſéquences qu'ils en tirent, ni à combattre les refléxions qu'ils font à l'avantage de leur nouvelle pratique. Mais on ne peut se dispenser pour achever de faire connoître le mérite de l'inoculation, de rapporter quelques objections & quelques refléxions auxquelles ses partisans ont négligé de répondre, ou plûtôt sur lesquelles ils n'ont osé s'expliquer, sentant combien la foiblesse de leurs défenses donneroit de prise contre eux à leurs adversaires.

OBJECTIONS IMPORTANTES tirées la plupart de la Thése de M. de la Vigne du 30. Decembre 1723. sur lesquelles le Mémoire de M. de la Condamine garde le silence.

QUot inoculationem sequentur mala! sub insitionis larva pater fastidiosam molestamque necabit prolem : alterius mortem aliquis meditabitur, variolas inserendo & venena inseret. eandem calcabit viam veneficus, ut quæ nova finxerit venena experiatur. De combien de maux l'inoculation ne peut-elle pas être ſuivie ! Sous le maſque de l'inoculation, un pere ſe défera d'un fils qui lui eſt à charge ou qui lui déplaît : quelqu'un projette la mort d'un autre, en inoculant la Petite Vérole, il inoculera du poiſon ; cette même voie ne ſera-t-elle pas ouverte aux meurtrieres expériences de ces monſtres qui s'occupent à la criminelle recherche des poiſons ?

On a déja touché quelque choſe de ceci p. 32.

L'on ſent bien qu'il ſeroit injuſte de charger l'inoculation ſeule de cet inconvénient, auſſi bien que de celui qui vient enſuite. D'autres maladies peuvent comme elle ſervir de prétexte & de couverture à de ſemblables crimes. Cependant comme l'on ne peut trop priver les méchans de tous les moyens qui ſerviroient à les dérober à la ſévérité des loix, il eſt de la prudence, de la charité & de la juſtice de leur ôter ce nouveau moyen de s'y ſouſtraire. On avoit déja fait cette remarque, p. 32.

Vitiata puella fœtus indecori molietur mortem, desperata, vel vitæ discrimine insitionis faciet periculum. Abortiet, ut non rarò fit, & jam ex inoculatione pluribus accidit. (*Wagstaff. litt. Bastoniæ scripta*) *an arguendus insitor? non intendebat abortum; nullum proinde facinus, nullum malum morale, inquit novus Theologaster* (la Coste, p. 52.) *Desiderabitur-ne diu in Gallia ista operatio! erit detestationi quamdiù vigebunt religio & humanitas.* Une fille qui ressentira les suites malheureuses d'une conduite criminelle, destinant à la mort le fruit honteux de sa foiblesse, tentera dans son désespoir, le secours de l'inoculation aux dépens même de sa vie. Elle fera une fausse couche, comme il arrive assez souvent, & comme plusieurs femmes grosses inoculées l'ont déja éprouvé. (Wagstaff, lett. écrite de Boston.) L'Inoculateur est-il coupable? Non, dit un nouveau & pitoyable Théologien, (la Coste, p. 52.) il n'avoit nulle intention de procurer l'avortement, par conséquent il n'y a en cela, ni crime ni mal moral. La

France peut-elle être trop longtems privée d'une pratique qui méritera d'être détestée tant que la religion & l'humanité y seront respectées.

Ab inoculatione factæ sunt frequentiores variolæ & contagiosæ magis &c. L'inoculation rend la Petite Verole plus commune & plus contagieuse.

Cette accusation est une des plus graves que l'on puisse faire contre l'inoculation, ceux qui l'ont fait en ont donné plusieurs exemples, que les inoculateurs nieroient vainement, ceux même de ces derniers qui sont de bonne foi, conviennent que la petite verole inoculée se communique très-aisément, & il est évident que cette méthode doit la rendre très-fréquente. Quel danger n'y auroit-il donc pas de l'admettre dans une grande Ville, sur-tout dans un tems d'épidémie ? Dans un tems même, ou par la constitution épidemique, la petite verole ne devroit pas regner, il prendra fantaisie à un particulier de faire inoculer ses enfans, il la communiquera à ses voisins, à ſon quartier, à toute la Ville. Des perſonnes non préparées, des perſonnes infirmes, ſujettes à des maladies, qui feroient craindre au plus témeraire inoculateur de tenter ſur elles l'inoculation, feront expoſées à des périls preſqu'inévitables par le caprice d'un extravagant ? Ce ſeul danger doit proſcrire pour toujours cette méthode d'un Pays religieux & policé.

Mais cette inoculation ſi vantée, ſi univerſellement utile & ſalutaire au genre humain, qui doit prévenir tant de deſtructions, tant de mutilations, en lui ſuppoſant tous les avantages dont la douënt ſes admirateurs, à qui ſera-t-elle en effet utile & ſalutaire ? A qui pourrta-t-elle être appliquée ? Par les reſtrictions qu'y mettent euxmêmes les bons inoculateurs, ce ſera uniquement à ceux auxquels la Petite Verole naturelle n'auroit pû nuire, ou parce qu'ils ne l'auroient jamais eu, ou parce que ce ſont des tempéramens choiſis avec attention, des ſujets ſains & excellens, & qui ne ſont attaqués d'aucune de ces maladies, lesquelles mêlées à la Petite Verole spontanée, la rendent maligne & mortelle. Car telle est la prévention des inoculateurs, telle est leur injustice, qu'ils n'hésitent point de représenter la Petite Verole naturelle comme la source de tous les accidens, tandis qu'ils donnent celle de leur propre création, comme la fontaine d'où découlent tous les succès. Tandis que l'inoculation fille de l'étrangere, ne doit ses avantages qu'aux précautions exactes que l'amour propre & la convoitise savent suggerer; la fille légitime, la fille de la maison, est négligée, traitée sans attentions, sans égards. L'on ne soumet, comme on vient de le dire, à l'inoculation, que des sujets choisis, exempts de maladies chroniques, faits pour joüir des plus longs jours, si l'inoculation ne les abrege pas; on épie soigneusement tous les mouvemens de la nature dirigée par l'opérateur, on ne compte point les visites, on veille les malades, on passe les nuits au chevet de leur lit. Mais on abandonne la Petite Verole naturelle à elle-même, c'est le plus heureux traitement qu'on lui puisse faire, on lui livre tous les éclopés, tous ces sujets suspects, rejettés par l'inoculation, on regrette les soins qu'on lui donne, on donne ceux qu'on lui accorde précipitament, tumultuairement, à contre-tems, & puis on jette les hauts cris contre elle. Mais Dieu préserve que l'inoculation aille jamais se loger sous le toît de l'abjecte pauvreté, elle y seroit bientôt traitée dune maniere aussi impitoyable.

Ce n'est pas là la derniere des imputations qu'on est en droit de faire aux inoculateurs & à leur méthode. Après qu'ils ont eu employé tous les détours, tous les sophismes de la fausse Logique pour faire passer l'inoculation pour la plus aisée, la moins sujette aux dangers, la plus innocente de toutes les pratiques ; ils se sont enfin trouvés forcés ou par la vérité, ou par le charlatanisme, ou bien par tous les deux ensemble, d'avouer qu'elle exigeoit de grandes préparations & de soigneuses attentions, que rien ne méritoit un plus ſcrupuleux examen que le choix des ſujets propres à ſubir l'impreſſion du virus variolique. On les en croit, & de cette croyance naît la défiance en leurs faſtueuſes promeſſes; c'eſt encore d'où doivent naître les craintes du public, & ce qui doit lui attirer l'animadverſion & le courroux des Puiſſances. Si l'inoculation s'établiſſoit malheureuſement dans ce Royaume, quelle dévaſtation ne devroit-on pas en attendre? Quel eſt le guériſſeur, quelque éloignée que fût ſon affiliation à la Médecine ou à la Chirurgie, qui ne fit des tentatives pour avoir part à la gloire & au butin promis par l'inoculation? Que l'on conçoive bien quels aſſaſſinats, quelle mutilation, quelle dépopulation enfin ſeroient les ſuites funeſtes de cette barbare émulation. L'inoculation annonce donc à notre Patrie les plus grands déſaſtres, en mettant un nouveau glaive dans la main des furieux, elle eſt donc ennemie de l'Etat, comme elle l'eſt de l'humanité & de la Religion.

Tel eſt, Meſſeigneurs & Meſſieurs, le

nouvel & dangereux abus que des esprits séduits & préoccupés, quelques-uns par de vaines apparences de l'utilité publique, d'autres par l'espoir sordide d'un gain assuré, s'efforcent d'introduire dans cet état. Telles sont les objections que le bon sens soutenu de l'esprit de religion, dénué de prévention & d'intérêt, a opposé à ses premieres démarches.

L'inoculation porte sur son front les caracteres d'une reprobation décidée, elle blesse également les loix divines, les loix humaines & celles de la saine Médécine : c'est aux dépositaires & aux interprètes de ces loix qu'est dévolu le soin de la réprimer, de la faire rentrer dans le néant.

Nous avons souvent déclaré dans cet écrit, que tout ce qui, dans l'inoculation, blessoit la Physique & la Médécine, n'entroit point dans les vûes qu'on s'y propose, qu'on s'en rapportoit aux lumieres de ces illustres societés de Médecins, dont la pénétration dans les secrets de la nature, l'amour de l'humanité, & le parfait désintéressement sont fort au-dessous de nos éloges.

Nous nous sommes renfermés dans la recherche de ce qui offense la religion & la morale.

Pour faciliter & accélerer la condamnation de cette criminelle pratique, telles qu'on est en droit de l'attendre de la charité & du zéle des Princes de l'Eglise & des chefs de la Magistrature; on a rassemblé une grande partie des autorités de l'Ecriture-Sainte & des Peres, qui peuvent aider à décider cette importante question. On en soumet l'application au discernement & à l'autorité des Maîtres en Israël, & l'on demeure dans la juste confiance, qu'ils ne tarderont pas à lancer contre elle les foudres dons ils sont les dépositaires.

L'Inoculation tente Dieu.

Non tentabis Dominum Deum tuum. Vous ne tenterez point le Seigneur vôtre Dieu. *Deuter.* 6. 16.

Quod est hoc verbum in quo consensit Ozias,

ut tradat civitatem Aſſyriis, ſi intra quinque dies non venerit vobis adjutorium? Et qui eſtis vos qui tentatis Dominum? Poſuiſtis vos tempus miſerationis Domini, & in arbitrium veſtrum diem conſtituiſtis ei. Comment donc Ozias a-t-il conſenti de livrer la Ville aux Aſſyriens, ſi dans cinq jours il ne vous venoit point de ſecours? Et qui êtes-vous vous autres, qui tentez ainſi le Seigneur? Vous avez preſcrit à Dieu le terme de ſa miſéricorde ſelon qu'il vous a plû, & vous lui en avez marqué le jour. *Judith*, 8. 10. *11 & 13.*

Nunc ergo quid tentatis Deum, imponere jugum ſuper cervices diſcipulorum, quod neque patres noſtri, nec nos, portare potuimus? Pourquoi donc tentez-vous maintenant Dieu, en impoſant aux Diſciples un joug, que ni nos peres, ni nous, n'avons pû porter? *Act.* 15. 10.

Neque tentemus Chriſtum, ſicut quidam eorum tentaverunt, & à ſerpentibus perierunt. An æmulamur Dominum? Numquid fortiores illo ſumus? Ne tentons point Jeſus-Chriſt, comme le tenterent quelques-uns d'eux qui furent tués par les ſerpens. Eſt-ce que nous voulons irriter Dieu en le piquant de jalouſie ? Sommes-nous plus fort que lui ? 1. *Corinth.* 10- 9. & 22.

C'eſt tenter Dieu, que de s'expoſer à quelque péril ſans néceſſité & ſans raiſon. Theod. *in Deut. quæſt.* 5. citée par Sacy.

Tentare eſt propriè experimentum ſumere de eo qui tentatur. Sumimus autem experimentum de aliquo, & verbis, & factis. Verbis quidem, ut experiamur an ſciat quod quærimus, vel an poſſit aut velit illud implere : Factis autem cum per ea quæ facimus, exploramus alterius prudentiam, vel voluntatem, vel poteſtatem. Utrumque autem horum contingit dupliciter. Uno quidem modo aperte : ſicut cum quis tentatorem ſe profitetur, ſicut Samſon Jud. 14. *propoſuit Philiſtæis problema ad eos tentandum. Alio vero modo, inſidioſè & occultè, ſicut Phariſæi tentaverunt Chriſtum, ut legitur, Matth.* 12. *Rurſus quandoquidem expreſſè, puta cum quis dicto vel facto intendit experimentum ſumere de aliquo, quandoque vero*

vero interpretativè, quando ſcilicet etſi hoc non intendat ut experimentum ſumat, id tamen agit vel dicit quod ad nihil aliud videtur ordinabile, niſi ad experimentum ſumendum: ſic ergò homo tentat Deum quandoque verbis, quandoque factis. Verbis quidem Deo colloquimur orando. Undè in ſua petitione expreſſè aliquis Deum tentat, quando ea intentione aliquid à Deo poſtulat, ut exploret Dei ſcientiam, poteſtatem, vel voluntatem. Factis autem expreſſè aliquis Deum tentat, quando per ea quæ facit intendit experimentum ſumere divinæ poteſtatis, ſive pietatis, aut ſcientiæ. Sed quaſi interpretativè Deum tentat, qui etſi non intendit experimentum de Deo ſumere, aliquid tamen petit vel facit ad nihil aliud utile, niſi ad probandam Dei poteſtatem, vel bonitatem, vel cognitionem, ſicut cum quis equum currere facit, ut evadat hoſtes, hoc non eſt experimentum de equo ſumere: ſed ſi equum currere facit abſque ulla utilitate, hoc nihil aliud eſſe videtur, quam experimentum ſumere de equi velocitate. Et idem in omnibus aliis rebus. Quando ergo propter aliquam neceſſitatem ſeu utilita-

tem committit ſe aliquis divino auxilio in ſuis petitionibus vel factis, hoc non eſt Deum tentare : dicitur enim in 2. Paral. 20. cum ignoremus quid agere debeamus, hoc ſolùm habemus reſidui, ut oculos noſtros dirigamus ad te. Quando vero hoc agitur, abſque neceſſitate vel utilitate, hoc eſt interpretativè tentare Deum. Undè ſuper illud. Deuter. 6. non tentabis Dominum Deum tuum, dicit Gloſſ. Deum tentat qui habens quod faciat, ſine ratione committit ſe periculo, experiens utrum poſſit liberari à Deo. Tenter, c'eſt proprement éprouver celui qu'on tente. Or nous éprouvons quelqu'un ou par des paroles, ou par des actions. Nous nous ſervons de paroles, pour connoître ſi l'on ſçait la choſe de laquelle nous nous informons, ſi l'on peut, ou ſi l'on veut l'accomplir : nous employons les actions, lorſque par quelqu'action nous éprouvons les connoiſſances, la volonté, ou la puiſſance d'un autre. Ces deux cas peuvent ſe préſenter chacun en deux manieres. D'abord on peut y aller ouvertemeut ; comme lorſqu'on avoue franchement qu'on cherche à tenter, ainſi qu'il arriva à Samſon, Jug. 14. lorſqu'il propoſa une enigme aux Philiſtins pour les tenter. Ou bien on s'y prend inſidieuſement & d'une maniere couverte, comme lorſque les Phariſiens tenterent Jeſus-Chriſt, ainſi qu'on lit dans Saint Matth. 12. Dans le ſecond cas on agit quelquefois ouvertement, par exemple lorſqu'une perſonne par des paroles ou par des actions entend d'en éprouver une autre; quelquefois auſſi l'on ne le fait que d'une maniere interpretative, quand par exemple, on ne laiſſe pas de faire ou de dire ce qui paroît ne convenir qu'un deſſein d'éprouver quelqu'un, quoiqu'on n'aye pas en effet intention de faire une telle épreuve. Nous adreſſons à Dieu des paroles en le priant. De-là il arrive qu'on tente Dieu expreſſément par ſa priere, quand on demande à Dieu quelque choſe dans l'intention d'éprouver ſa ſcience, ſa puiſſance, ou ſa volonté. On tente Dieu expreſſément par des actions, ſi par ces actions on a intention d'éprouver la puiſſance, la miſericorde, ou la ſcience divine. Mais on tente Dieu pour ainſi dire, d'une maniere interpretative, quoiqu'on n'aye pas intention de l'éprouver, en demandant ou en faiſant quelque choſe qui ne peut tendre qu'à expérimenter ſa puiſſance, ſa bonté, ou ſes connoiſſances : il en ſeroit ainſi, ſi l'on faiſoit courir à toute bride un cheval, pour s'échapper des ennemis, ce ne ſeroit pas éprouver ce cheval ; mais ſi l'on le faiſoit courir ſans aucune utilité, il ne paroîtroit pas que ce fût pour une autre fin que celle d'éprouver ſa viteſſe. Et il en eſt de même dans tous les autres cas. Lors donc que par quelque néceſſité, ou pour quelqu'utilité, on s'abandonne au ſecours divin dans ſes prieres ou dans ſes actions, ce n'eſt pas tenter Dieu. Car il eſt dit dans le ſecond des Paralip. 20. Comme nous ne ſavons pas même ce que nous avons à faire, il ne nous reſte autre choſe que de tourner nos yeux vers vous. Mais lorſqu'on agit ſans néceſſité ni utilité, c'eſt tenter Dieu interpretativement. Ce qui fait dire à la Gloſſe, ſur ce paſſage du Deuter. 6. Vous ne tenterez point le Seigneur vôtre Dieu ; que celui qui ne manque pas de moyens humains, tente Dieu en ſe livrant ſans raiſon au danger, en éprouvant s'il eſt poſſible à Dieu de l'en délivrer. *S. Thom. 2. 2. q. 97. art. 1. in corp.*

Or il eſt évident que l'inoculation eſt une vraie tentation de Dieu, du moins interprétativement, comme parle S. Thomas, puiſque nous avons montré inconteſtablement. 1°. Que cette pratique périlleuſe eſt propoſée ſans néceſſité, puiſque la bonne Médecine ne manque pas de moyens pour guérir la Petite Verole naturelle, & que tout le danger de cette maladie ne vient que de la précipitation, des mépriſes & de l'ignorance de ceux qui la traitent. 2°. Qu'elle eſt ſans utilité, puiſqu'on ne peut ſenſement appeller utile, une pratique qui expoſe à des accidens fâcheux, à la mort même, des perſonnes qui ſans elle, n'euſſent jamais eu la maladie qu'elle communique. Donc l'inoculation ne peut être regardée que comme un moyen illicite & contraire à la Loi de Dieu, pour ceux qui la pratiquent, & pour ceux qui s'y soumettent.

L'Inoculation est coupable d'homicide.

Non occides. Vous ne tuerez point. *Deut.* 5. 17.

Sanguinem enim animarum vestrarum requiram de manu cunctarum bestiarum : & de manu hominis, de manu viri & fratris ejus : requiram animam hominis. Quicumque effuderit humanum sanguinem, fundetur sanguis illius ; ad imaginem quippe Dei factus est homo. Car je tirerai vengeance de tous les animaux qui auront répandu votre sang, & je vengerai la mort de l'homme de la main de celui qui aura répandu son sang, soit qu'il soit frere, ou étranger. Quiconque aura répandu le sang humain, sera puni par l'effusion de son propre sang : car l'homme a été fait à l'Image de Dieu. *Genes.* 9. 5. & 6.

Converte gladium tuum in locum suum : omnes enim qui acceperint gladium, gladio peribunt. Remettez vôtre épée en son lieu ; car tous qui prendront l'épée, périront par l'épée. *Matth.* 26. 52.

An nescitis quoniam membra vestra, templum sunt Spirtus Sancti, qui in vobis est, quem habetis à Deo, & non estis vestri ? Ne sçavez-vous pas que vos membres sont le temple du Saint-Esprit, qui réside en vous, qui vous a été donné de Dieu, & que vous n'êtes plus à vous-mêmes. 1. *Corinth.* 6. 19.

Noli ergo putare te non esse homicidam, quando fratri tuo mala persuades : si fratri tuo mala persuades, occidis. Que celui qui porte son frere à commettre du mal, ne pense pas qu'il n'est point homicide : Il l'est certainement, puisqu'il tuë l'ame de son frere, en le faisant pécher. *S. August. in Joh. Evang. c.* 8. *tract.* 42. 11.

Si homicidium est, inordinate ferire damnatum ; quid ergo est, rogo vos, velle ferire nulla accepta potestate hominem malum ?

Si c'est être homicide que de tuer sans

charge un homme déja condamné, que sera-ce donc, je vous prie, que d'attenter à la vie de celui qui n'a point été entendu dans sa défense, de celui contre lequel il n'y a point encore de jugement porté, que d'entreprendre même sur celle d'un méchant, sans en avoir reçû aucune autorité? *Idem serm. 311. in soll. S. Laurent. c. 14.*

Verumtamen si detestabile facinus & damnabile scelus est, etiam se ipsum hominem occidere, sicut veritas manifesta proclamat; quis ita desipiat, ut dicat, jam nunc peccemus, ne postea forte peccemus; jam nunc perpetremus homicidium, ne fortè posteà incidamus in adulterium? Nonne si tantum dominatur iniquitas, ut non innocentia; sed potius peccata eligantur, satius est incertum de futuro adulterium, quam certum de præsenti homicidium? Nonne satius est flagitium committere, quod pœnitendo sanetur, quam tale facinus ubi locus salubris pœnitentiæ non relinquitur? Mais si c'est un crime déteftable, & qui mérite la damnation de se tuer soi-même, comme cela est très-évident, y a-t-il quelqu'un qui soit si

extravagant

extravagant que de dire, péchons maintenant, de crainte que peut-être nous ne péchions ensuite : Commettons maintenant un homicide de peur que nous ne tombions tantôt dans un adultere. Si l'iniquité est montée à un si haut point que nous ne soyons plus en peine de choisir entre le crime & l'innocence, mais seulemeut entre un moindre crime & un plus grand ; ne vaut-il pas bien mieux préferer un adultere incertain & à venir, à un homicide présent & certain ? Ne vaut-il pas mieux commettre un péché qui peut être expié par la pénitence, que d'en commettre un qui nous met hors d'état de faire pénitence ? *S. Aug. de civit. Dei, l. 1. c. 25.*

Hoc dicimus, hoc asserimus, hoc modis omnibus approbamus, neminem spontaneam mortem sibi inferre debere ; velut fugiendo molestias temporales, ne incidat, in perpetuas : Neminem propter aliena peccata ; ne hoc ipse incipiat habere gravissimum proprium, quem non polluebat alienum. Ce que nous disons, ce que nous soutenons, ce que nous approuvons en toutes manieres, c'eſt que perſonne ne ſe doit faire mourir lui-même, ni pour ſe délivrer des miſeres temporelles, de peur de tomber dans les éternelles; ni pour les péchez d'autrui, de crainte que celui que le crime d'un autre ne ſouilloit point, ne commence à être ſouillé de ſon propre crime. *Idem, ibidem, c. 26.*

Quia enim non intelligebant homicidium, niſi peremptionem corporis humani, per quam vita privaretur, aperuit Dominus omnem iniquum motum ad nocendum fratri in homicidii genere deputari. Unde & Joannes dicit, qui odit fratrem ſuum homicida eſt. Et parce qu'ils n'entendoient par homicide que cette deſtruction par laquelle le corps humain eſt privé de la vie, le Seigneur leur apprit que tout mouvement injuſte qui porte à nuire à ſon prochain, eſt compris dans la claſſe de l'homicide. Ce qui fait dire à S. Jean, que celui qui haït ſon frere, eſt homicide. *Idem contr. Fauſt. l. 19. c. 23.*

Occidere innocentem, eſt per ſe malum, jurique naturali contrarium, ſi loquamur de occi-

ſione innocentis, quæ fiat per ſe, ſeu ex intentione, citrà peculiarem divinæ voluntatis ſignificationem : & quemadmodum ſornicatio, mendacium, & ſimilia nunquam poſſunt eſſe bona ; ita modo jam dicto interficere innocentem, nunquam poteſt eſſe bonum. Il eſt eſſentiellement mal & contraire à la Loi naturelle de tuer un innocent, ſi l'on le tue de ſa propre autorité ou de propos déliberé, & ſans qu'on aye quelque ſigne précis que telle eſt la volonté divine. Et tout comme la fornication, le menſonge & leurs ſemblables ne peuvent jamais devenir des biens, de même le meurtre d'un innocent, en la maniere exprimée, ne peut jamais devenir un bien. *Fr. Sylvius in 2. 2. q. 64. art. 6. init. & reſp. ad argument.*

Dare alicui ocaſionem periculi, vel damni, ſemper illicitum. Il eſt toujours défendu d'expoſer quelqu'un à un danger, ou à un dommage. *Thom. 2. 2. q. 77. art. 3. in corp.*

Si medicus indulget periculis, hoc non eſt curare, ſed ſi verum dicere volunt occidere. Un Medecin qui ſe prête à des expériences

& à des remedes douteux, ne traite pas ses malades, disons-le franchement, il les tue. *Thom. distinct.* 50. *c. Abst.*

Quelque legere que fût l'attention qu'on donneroit à ces autorités, il deviendroit toujours évident que l'inoculation peut être légitimement accusée d'homicide. En effet du propre aveu de ses partisans, elle donne un mal réel & périlleux à des personnes qui sont dans un état actuel de pleine santé, à quelques personnes même qui ne l'eussent jamais eu naturellement. Du nombre de ces personnes, plusieurs peuvent mourir, ou conserver de fâcheux restes de cette maladie factice. Mais n'en périt-il qu'une entre mille, sa vie ne lui est-elle pas enlevée, ses jours au moins ne sont-ils pas avancés contre l'ordre primitif de la providence, d'où il résulte un homicide de fait? Mais si tous échappoient à l'operation, le risque seul de ces évenemens funestes, ne seroit-il pas un homicide de volonté? par conséquent l'inoculation ne peut manquer d'être réputée criminelle, & contraire aux loix divines & humaines.

Il n'est jamais permis de faire un mal, pour empêcher un autre mal, ni pour procurer un bien.

Numquid Deus indiget mendacio vestro, ut pro illo loquamini dolos? Dieu a-t-il besoin de votre mensonge? A-t-il besoin que vous inventiez des faussetés pour le défendre? *Job.* 13. 7.

Non faciamus mala ut veniant bona. Ne faisons point de mal, afin qu'il en arrive du bien. *Rom.* 3. 8.

Ab omni specie mala abstinete vos. Abstenez-vous de tout ce qui a quelqu'apparence de mal. 1. *Thess.* 5. 22.

Cum ergo humilitatis causa mentiris, si non eras peccator antequam mentireris, mentiendo efficeris, quod evitaras. Lors donc que l'humilité vous fait mentir, si avant ce mensonge vous n'étiez pas pécheur, vous devenez en mentant, ce que vous aviez évité d'être. *August. ser.* 181. *de verb. Epist.* 1. *Joh.* 1. c. 4.

Ad ſempiternam vero ſalutem nullus ducendus eſt opitulante mendacio. On ne doit procurer à perſonne la vie éternelle, à la faveur du menſonge. *Idem, de mendac. c. 21.*

Quia peregrinos homines Dei ſuſcepit hoſpitio (Rahab) . . . . etiam ſupernæ Jeruſalem civibus imitanda laudetur. Quod autem mentita eſt, etiam ſi aliquid ibi propheticum intelligenter exponitur, non tamen imitandum ſapienter proponitur. En ce qu'elle a reçû chez elle (Rahab) des étrangers ſerviteurs de Dieu, elle mérite d'être louée & imitée par les citoyens de la Jeruſalem celeſte. Mais en ce qu'elle a menti, quoiqu'on y trouve ſelon un ſens ſpirituel quelque choſe de prophetique, on ne peut ſagement propoſer de l'imiter. *Idem contr. mend. ad conſ. c. 17.*

Omne genus mendacii ſummopere fuge: nec caſu, nec ſtudio loquaris falſum: nec ut præſtes, mentiri ſtudeas, nec qualibet fallacia vitam alicujus defendas. Cave mendacium in omnibus. Evitez ſoigneuſement toute ſorte de menſonge : ne dites jamais de fauſſetés ni de propos délibéré, ni même ſans y penſer : ne mentez jamais quelqu'avantage qu'il vous en revienne, ne vous ſervez d'aucuns détours, pas même pour ſauver la vie à quelqu'un. Garantiſſez-vous de mentir en quelqu'occaſion que ce ſoit. *Iſidor. in ſynon. omne genus.*

Nullo modo ſunt facienda mala à nobis, ut indè veniant bona. Henr. Gandav. q. 29. quodlib. 8. cité par Sainte-Beuve. Nous ne devons en aucune façon faire le mal, pour qu'il en arrive du bien.

Illud quod eſt ſecundum ſe malum in genere. nullo modo poteſt eſſe bonum & licitum : quia ad hoc quod aliquid ſit bonum requiritur quod omnia rectè concurrant. Bonum enim eſt ex integra cauſa, malum vero ex ſingularibus defectibus. Ut Dionyſ. dicit 4. cap. de div. nomin. Thom. 2. 2. q. 110. art. 3. in corp. & infra ♀ 4m. non licet autem aliqua illicita inordinatione uti ad impediendum nocumenta, & defectus aliorum : ſicut non licet furari ad hoc quod homo eleemoſynam faciat. Ce qui par ſoi-même & de ſa nature eſt mal, ne peut en aucune maniere devenir bien & licite : parce qu'afin qu'une choſe ſoit un bien, il eſt néceſſaire que toutes ſes parties ſoient dans un juſte accord. Car le bien conſiſte dans une cauſe entiere, mais le mal vient de chaque défectuoſité particuliere. *Et plus bas.* Car il n'eſt pas permis de ſe ſervir d'un moyen défectueux & illicite, pour prévenir les dangers & les fautes d'autrui : tout comme il n'eſt pas permis de voler pour ſe mettre en état de faire l'aumône.

Rien n'eſt équivoque dans la doctrine qu'on vient d'expoſer. Le mal moral n'eſt permis ni pour empêcher un autre mal, ni pour procurer quelque bien que ce puiſſe être. Mais cette maxime peut-elle s'appliquer à l'inoculation ? C'eſt la queſtion. Queſtion bien aiſée à décider ſi l'on ſe rappelle que l'inoculation n'eſt autre choſe que l'introduction du venin empeſté de la Petite Verole dans un corps ſain ; dans un corps qui n'auroit peut-être eu la Petite Verole, que dans dix, dans vingt, dans trente ans, & peut-être jamais : que cette introduction est une maladie effective donnée contre l'ordre naturel, & par un moyen purement humain ; qu'elle peut être suivie de la mutilation, de la mort, du sujet inoculé ; que ce soit si rarement que l'on voudra, il est convenu que cela peut arriver, que cela est déja arrivé. L'inoculation fut-elle donc cent fois plus sure qu'elle ne l'est en effet, il est du moins indubitable, qu'elle donne une maladie certaine, pour en prévenir une incertaine, qu'elle peut avancer de plusieurs années la mort de quelques hommes, qu'elle peut en rendre d'autres mutilés ou infirmes pour le reste de leur vie. Dès-là, il n'est plus douteux, que cette pratique ne soit un mal moral, & par conséquent qu'elle ne soit illicite & criminelle, quelqu'avantage physique & politique qui en puisse résulter.

L'Inoculation entreprend sur les droits de la Providence.

Ego occidam, & ego vivere faciam : percutiam, & ego sanabo. C'est moi qui fait mourir, & c'est moi qui fait vivre : c'est moi qui blesse, & c'est moi qui guérit. *Deuter.* 32. 39.

Quis præparat corvo escam suam, quando pulli ejus clamant ad Deum, vagantes, eo quod non habeant cibos? Qui prépare au corbeau sa nourriture, lorsque ses petits étant vagabonds crient à Dieu, parce qu'ils n'ont rien à manger? *Job*, 38. 41.

In die bona fruere bonis, & malam diem præcave : sicut enim hanc, sic & illam fecit Deus, ut non inveniat homo contra eum justas querimonias. Jouissez des biens au jour heureux, & tenez-vous prêt pour le mauvais jour : car Dieu a fait l'un comme l'autre, sans que l'homme ait un juste sujet de se plaindre de lui. *Eccl.* 7. 15.

Cogitationes enim mortalium timidæ, & incertæ providentiæ nostræ. Les pensées des hommes ſont timides, & nos prévoyances ſont incertaines. *Sap.* 9. 14.

Omnia in menſura, & numero, & pondere diſpoſuiſti. Vous avez reglé toutes choſes avec meſure, avec nombre, & avec poids. *Sap.* 11. 21.

Bona & mala, vita & mors, paupertas & honeſtas à Deo ſunt. Les biens & les maux, la vie & la mort, la pauvreté & les richeſſes, viennent de Dieu. *Eccliſ.* 11. 14.

Si erit malum in civitate, quod Dominus non fecerit? Arrivera-t-il quelque mal dans la ville qui ne vienne pas du Seigneur? *Amos* 3. 6.

Nolite ergo ſoliciti eſſe in craſtinum. Craſtinus enim dies ſolicitus erit ſibi ipſi: ſufficit diei malitia ſua. N'ayez donc point d'inquiétude pour le lendemain; car le lendemain aura ſoin de lui-même: à chaque jour ſuffit ſon mal. *Matth.* 6. 31.

Veſtri autem capilli capitis omnes numerati ſunt. Mais pour vous les cheveux de votre tête ſont tous comptés. *Matth.* 10. 30.

Nolite ſoliciti eſſe animæ veſtræ quid man-

ducetis, neque corpori quid induamini. Ne vous inquietez point où vous trouverez de quoi manger pour le ſoutient de votre vie, ni d'où vous aurez des vêtemens pour couvrir votre corps. *Luc.* 12. 22.

Sur quoi Tertullien fait cette réflexion, *adv. Marc. L.* 4. *c.* 29. *Merito curam eorum, tanquam æmulam liberalitatis ſuæ prohibet.* Il nous défend avec raiſon le ſoin de ces choſes, comme faiſant outrage à ſa liberalité.

Quis autem veſtrûm cogitando poteſt adjicere ad ſtaturam ſuam cubitum unum? Si ergo neque quod minimum eſt poteſtis, quid de cæteris ſoliciti eſtis? Qui eſt celui d'entre vous qui puiſſe avec tous ſes ſoins, ajouter à ſa taille la hauteur d'une coudée? Si donc les moindres choſes ſont au-deſſus de votre pouvoir, pourquoi avez vous de l'inquiétude pour les autres? *Luc.* 12. 25. & 26.

Non eſt veſtrûm noſſe tempora vel momenta, quæ pater poſuit in ſua poteſtate. Ce n'eſt pas à vous de connoître les tems ou les momens, dont le pere a réſervé la diſpoſition à ſon pouvoir. *Act. Apoſt.* 1. 7.

Omnem ſollicitudinem veſtram projicientes in eum, quoniam ipſi cura eſt de vobis. Jettant dans ſon ſein toutes vos inquiétudes, parce qu'il a ſoin de vous. 1. *Petr.* 5. 7.

Suite du même ſujet.

La vie & la mort, la ſanté & les maladies; les afflictions & les conſolations ſont dans la main de Dieu.

Inducamque ſuper vos gladium ultorem fœderis mei cumque confugeritis in urbes, mittam peſtilentiam in medio veſtri, & trademini in manibus hoſtium. Je ferai venir ſur vous l'épée vengereſſe de mon alliance, & quand vous ſerez refugiés dans les villes, j'envoyerai la peſte au milieu de vous, & vous ſerez livrés entre les mains de vos ennemis. *Levit.* 26. 25.

Adhuc carnes erant in dentibus eorum, nec defecerat hujuſcemodi cibus : & ecce furor Domini concitatus in populum, percuſſit eum plaga magna nimis. Ils avoient encore la chair entre les dents, & ils n'avoient pas achevé de manger cette viande, que la fureur du Seigneur s'alluma contre le peuple, & le frappa d'une grande plaie. *Numer.* 11. 33.

Et ait Rex : Quid mihi & vobis est filii Sarviæ? Dimitte eum, ut maledicat : Dominus enim præcepit ut malediceret David : & qui est qui audeat dicere, quare sic fecerit? Et le Roi dit : Qui a-t-il de commun entre vous & moi, enfans de Sarvia? Laissez-le faire : car le Seigneur lui a ordonné de maudire David ; & qui osera lui demander pourquoi il l'a fait? 2. *Reg.* 16. 20.

Numquid Deus ego sum, ut occidere possim & vivificare, quia iste misit ad me, ut curem hominem à lepra sua? Suis-je un Dieu pour pouvoir ôter & rendre la vie, pour m'envoyer ainsi un homme afin que je le guerisse de sa lépre? 4. *Reg.* 5. 7.

Adhuc illo loquente eis, apparuit nuntius, qui veniebat ad eum, & ait : Ecce tantum malum à Domino est : quid amplius expectabo à Domino. Lorsqu'il parloit encore, on vit paroître cet homme qui venoit à lui, &

il lui dit : Vous voyez l'extrême malheur où Dieu nous réduit : que puis-je attendre davantage du Seigneur ! 4. *Reg.* 6. 33.

Misit quoque Angelum in Jerusalem, ut percuteret eam : cumque percuteretur, vidit Dominus, & misertus est super magnitudine mali ; & imperavit Angelo, qui percutiebat : sufficit, jam cesset manus tua. Il envoya aussi son Ange à Jerusalem pour la ravager. Et comme la ville étoit toute pleine de morts, le Seigneur la regarda, & il fut touché de compassion d'une plaie si terrible : il dit donc à l'Ange exterminateur : C'en est assez, & arrêtez votre main. 1. *Paralip.* 21. 15.

Breves dies hominis sunt, numerus mensium ejus apud te est : constituisti terminos ejus, qui præteriri non poterunt. Les jours de l'homme sont courts ; le nombre de ses mois *& de ses années* est entre vos mains, vous avez marqué les bornes de sa vie qu'il ne peut passer. *Job.* 14. 5.

Domine Deus meus, clamavi ad te, & sanasti me. Seigneur mon Dieu, j'ai crié vers vous, & vous m'avez guéri. *Psal.* 29. 2.

Ecce mensurabiles posuisti dies meos : & substantia mea tanquam nihilum ante te. Je comprens que vous avez mis à mes jours une mesure fort bornée ; & que le tems que j'ai à vivre, est devant vous comme un néant. *Psal.* 38. 7.

Disciplinam Domini, fili mi, ne abjicias, nec deficias cum ab eo corriperis : quem enim diligit Dominus, corripit : & quasi pater in filio complacet sibi. Mon fils, ne rejettez point la correction du Seigneur, & ne vous abattez point lorsqu'il vous châtie : Car le Seigneur châtie celui qu'il aime, & il trouve en lui son plaisir comme un pere dans son fils. *Prov.* 3. 11. 12.

Et ego creavi interfectorem ad disperdendum. Et c'est moi qui ai créé le meurtrier qui ne pense qu'à tout perdre. *Isai.* 54. 16.

In indignatione enim mea percussi te : & in reconciliatione mea misertus sum tui. Parce que je vous ai frappée dans mon indignation, & que je vous ai fait miséricorde en me reconciliant avec vous. *Isai.* 60. 10.

Sana me Domine & sanabor : salvum me

fac,

fac, & salvus ero. Seigneur, guérissez-moi, & alors je serai guéri : sauvez-moi & je serai sauvé. *Jerem.* 17. 14.

Hæc dicit Dominus, sic dices ad eum : Ecce quos ædificavi, ego destruo : & quos plantavi ego evello, & universam terram hanc. Voici ce que vous lui direz, dit le Seigneur : Je vas détruire ceux que j'ai édifiés, je vas arracher ceux que j'ai plantés, & je perdrai toute cette terre. *Jerem.* 45. 4.

Qui enim adduxit super vos mala, ipse vos eripiet de manibus inimicorum vestrorum. Car c'est celui-là même qui a fait venir ces maux sur vous, qui vous délivrera des mains de vos ennemis. *Baruch* 4. 18.

Et immittam in vos famem; & bestias pessimas usque ad internecionem, & pestilentia & sanguis transibunt per te, & gladium inducam super te. Ego Dominus locutus sum. Lorsque je ferai venir tout ensemble la famine & les bêtes les plus cruelles pour vous exterminer entierement; que la peste & le sang regneront parmi vous, & que je vous ferai passer au fil de l'épée. C'est moi qui suis le Seigneur qui ai parlé. *Ezech.* 5. 17.

Quia ipse cepit, & sanabit nos : percutiet, & curabit nos. Parce que c'est lui-même qui nous a fait captifs, & qui nous délivrera, qui nous a blessés, & qui nous guérira. *Osée* 6. 2.

Quod si dixerit Idumœa : Destructi sumus, sed revertentes ædificabimus quœ destructa sunt. Hæc dicit Dominus exercituum : Isti ædificabunt & ego destruam, & vocabuntur termini impietatis, & populus, cui irratus est Dominus usque in æternum. Que si l'Idumée dit : Nous avons été détruits, mais nous reviendrons, & nous rebâtirons ce qui a été détruit. Voici ce que dit le Seigneur des armées : Ils bâtiront, & moi je détruirai ; & ils s'appelleront une terre d'impiété, & un peuple contre qui le Seigneur a conçu une colere qui durera éternellement. *Malach.* 1. 4.

Et in nullo terreamini ab adversariis : quœ illis est causa perditionis, vobis autem salutis, & hoc à Deo. Et que vous demeuriez intrepides parmi tous les efforts de vos adverſaires, ce qui eſt pour eux le ſujet de leur perte, comme pour vous celui de votre ſalut : & cet avantage vous vient de Dieu. *Philip.* 1. 28.

Qu'on ne perde pas de vue les intentions & les marches de l'inoculation, qu'on prenne exactement l'eſprit des citations contenues dans les deux diviſions précédentes, & tout homme alors ſera en état de juger, ſi en effet cette opération n'attente pas ſur les droits de la Providence, ſi elle ne tâche pas de ſe ſouſtraire à l'ordre & aux arrangemens de la Providence, ſi elle ne prévient pas les jugemens de la Providence.

Dès le premier coup d'œil, on ſera dans une pleine conviction :

Que l'inoculation donne gratuitement une maladie, de l'iſſue de laquelle elle ne peut répondre.

Qu'elle prévient ſans néceſſité un mal incertain par un mal certain.

Qu'elle entreprend d'avancer les tems des événemens & de les déterminer.

Qu'elle tente de ſe rendre arbitre de la vie & de la mort.

Qu'elle s'efforce de ſouſtraire les hommes aux châtimens & aux épreuves divines.

Qu'elle s'occupe avec trop d'inquiétude de l'avenir.

Qu'elle ſe défie des ſoins & des bontés de la Providence.

Qu'en répandant la contagion de la Petite Vérole, elle devient l'inſtrument criminel de la Juſtice divine.

Qu'elle emploie des moyens qui ne ſont pas analogues à ceux dont la bonté de Dieu a permis aux hommes de ſe ſervir.

Non-ſeulement Dieu nous permet de chercher du ſoulagement dans nos maladies, mais même il nous l'ordonne. Il a créé à cet effet la Médecine & établi les Médecins.

Ce que c'eſt que la Médecine créé de Dieu.

Uſage légitime de la Médecine.

Moyens légitimes aidés de Dieu.

Moyens illégitimes punis de Dieu.
La Médecine n'eſt que pour les malades.
Médecine trop recherchée condamnée.

Numquid non eſt Deus in Iſraël, ut eatis ad conſulendum Beelzebub Deum Aſcaron? N'y a-t-il point de Dieu dans Iſraël, pour être réduit ainſi à conſulter Beelzebub le Dieu d'Aſcaron? 4. *Reg.* 1. 3.

Arripienſque filium ſuum primogenitum, qui regnaturus erat pro eo, obtulit holocauſtum ſuper murum: & facta eſt indignatio magna in Iſraël. Et alors prenant ſon fils aîné qui devoit regner après lui, il l'offrit en holocauſte ſur la muraille. Ce que les Iſraëlites ayant vu, ils eurent horreur d'une action ſi barbare. 4. *Reg.* 3. 27.

Ægrotavit etiam Aſa anno trigeſimo nono regni ſui, dolore pedum vehementiſſimo, & nec in infirmitate ſua quæſivit Dominum, ſed magis in Medicorum arte confiſus eſt. Aſa tomba auſſi malade la trente-neuvieme année de ſon regne, d'une très-violente douleur aux pieds; & cependant il n'eut point recours au Seigneur dans ſon mal, mais il mit plutôt ſa confiance dans la ſcience des Médecins. 2. *Paralip.* 16. 12.

Ipſe eſt qui adolevit incenſum in valle Bennenom, & luſtravit filios in igne juxta ritum gentium, quas interfecit Dominus in adventu filiorum Iſraël. C'eſt lui qui brûla de l'encens dans la vallée de Bennenom, & qui fit paſſer ſes enfans par le feu, ſelon la ſuperſtition des nations, que le Seigneur fit mourir à l'arrivée des enfans d'Iſraël. 2. *Paralip.* 28. 3.

Cum illo enim eſt brachium carneum: nobiſcum Dominus Deus noſter, qui auxiliator eſt noſter, pugnatque pro nobis. Tout ce qui eſt avec lui n'eſt qu'un bras de chair: mais nous avons avec nous le Seigneur notre Dieu, qui nous ſecoure, & combat pour nous. 2. *Paralip.* 32. 8.

Et vidit Ephraim languorem ſuum, & Juda vinculum ſuum: & abiit Ephraim ad Aſſur, & miſit ad Regem ultorem: & ipſe non poterit ſanare vos, nec ſolvere poterit à vobis vinculum. Ephraim a ſenti ſon mal, & Juda le poids de ses chaînes ; Ephraim a eu recours à Assur, & Juda a cherché un Roi pour se défendre. Mais ils ne pourront rien pour votre guérison, ni pour rompre vos liens. *Osée* 5. 13.

Honora Medicum propter necessitatem : etenim illum creavit Altissimus. Honorez le Médecin, à cause de la nécessité ; car c'est le Très-haut qui l'a créé. *Eccli.* 38. 1.

A Deo est enim omnis medela. Toute Médecine vient de Dieu. *Ibid. v.* 2.

Altissimus creavit de terra medicamenta, & vir prudens non abhorrebit illa. C'est le Très-haut qui a créé de la terre tous les médicamens ; & l'homme sage n'en aura point d'éloignement. *Ibid. v.* 4.

Nonne à ligno indulcata est aqua amara? Ad agnitionem hominum virtus illorum, & dedit hominibus scientiam Altissimus, honorari in mirabilibus suis. In his curans mitigabit dolorem, & unguentarius faciet pigmenta suavitatis, & unctiones conficiet sanitatis, & non consummabuntur opera ejus. Pax enim Dei super faciem terræ. Fili, in tua infirmitate ne despicias te ipsum, sed ora Dominum; & ipse curabit te. Averte à delicto, & dirige manus, & ab omni delicto munda cor tuum. Da suavitatem & memoriam similaginis, & impingua oblationem, & da locum medico. Etenim illum Dominus creavit: & non discedat à te, quia opera ejus sunt necessaria. Est enim tempus quando in manus illorum incurras: ipsi vero Dominum deprecabuntur, ut dirigat requiem eorum, & sanitatem propter conversationem illorum. Qui derelinquit in conspectu ejus qui fecit eum, incidet in manus medici. Un peu de bois n'a-t-il pas adouci l'eau qui étoit amere? Dieu a fait connoître aux hommes la vertu des plantes. Le Très-haut leur a donné la science, afin qu'ils l'honorassent dans ses merveilles. Il s'en sert pour appaiser leurs douleurs, & les guérir. Ceux qui en ont l'art en font des compositions (agréables & des onctions qui rendent la santé), & ils diversifient leurs confections en mille manieres. Car la paix & la bénédiction de Dieu s'étendent sur toute la terre. Mon fils, ne vous méprisez pas vous-même

dans

dans votre infirmité ; mais priez le Seigneur, & lui-même vous guérira. Détournez-vous du péché, redressez vos mains, & purifiez votre cœur de toutes ses fautes. Offrez à Dieu un encens de bonne odeur, & de la fleur de farine en mémoire *des bienfaits de Dieu*, & que votre offrande soit grasse, & *parfaite*, & donnez lieu au Médecin. Car c'est le Seigneur qui l'a créé ; & qu'il ne vous quitte point, parce que son art vous est nécessaire. Il viendra un tems que vous tomberez entre les mains des Médecins ; & ils prieront eux-mêmes le Seigneur, afin qu'il les conduise, à cause de leur bonne vie, au soulagement, & à la santé qu'ils vous veulent procurer. L'homme qui péche aux yeux de son Créateur, tombera entre les mains du Médecin. *Ibid. a. 5. usq. ad 15.*

Non est opus valentibus Medicus, sed male habentibus. Ce ne sont pas les sains, mais les malades qui ont besoin de Médecin. *Matth. 9. 12. Marc. 2. 17. Luc. 5. 31.*

Non est nostrum mortem arripere, sed illatum ab aliis, libenter accipere. Nous ne sommes pas en droit de ſaiſir la mort, mais nous devons la recevoir de bonne grace, quand elle nous eſt préſentée. *Hieron. ſuper Jonam.*

Duo ſunt officia medicinæ, unum quo ſanatur infirmitas, alterum quo ſanitas cuſtoditur. La Médecine a deux objets, l'un de guérir les maladies, l'autre de conſerver la ſanté. *Auguſt.* Ennar. *in Pſal.* 7. *art.* 10.

Non multum curandum eſt eis qui neceſſariò morituri ſunt, quid accidet ut moriantur. Et qu'importe-t-il de quel genre de mort qu'on meure, puiſqu'on meurt néceſſairement. *Idem de Civ. Dei,* L. 1. *c.* 11.

Sunt quidem ægre ferentes corporis anxietatem, conſulunt Medicum, ſi ſtatim non convaleant, irraſcuntur infirmitati, deſperant de ſanitate. Sed quid dicam fratres de iis? Dolorem capitis non patiuntur benigne, & pro Chriſto capitis tormenta quomodo ſuſtinerent? Flagellum timent, & quomodo pro Chriſto capitis abſciſſionem paterentur? Quelques-uns ſouffrent impatiemment les infirmités corporelles, ils conſultent les Médecins; tardent-ils à ſe mieux porter, ils s'irritent contre leur mal, ils déſeſperent du retour de leur ſanté. Mais que dire de tels gens, mes freres ? S'ils ne peuvent ſupporter patiemment un léger mal de tête, je demanderai comment ils ſoutiendroient pour l'amour de Jeſus-Chriſt qu'on tenaillât leur tête ? S'ils craignent un coup de diſcipline, je demanderai comment ils ſouffriroient pour Jeſus-Chriſt la perte de leur tête ? *Hugo L. 1. de clauſt. anim. c. 12.*

Delicata nimis medicina eſt, prius alligari quam vulnerari, membrum non percuſſum plangere, & necdum ſuſcepto ictu admovere manum, fovere unguento ubi non dolet, emplaſtrum adhibere, ubi cæſura non eſt. Quel excès de moleſſe & de puſillanimité n'y auroit-il pas, à ſe faire penſer avant d'être bleſſé, à gémir d'un coup qu'on n'auroit pas encore reçu, à porter la main ſur le mal avant d'avoir été frappé, à mettre des baumes & des linimens ſur l'endroit qui ne fait pas encore de douleur, à faire appliquer un appareil ſur le lieu où il n'y a pas encore de playe ? *Bernard. Apolog. cap.* 9.

Voilà la vraie, l'unique médecine, voilà ses usages légitimes, établis, réglés, ordonnés par le Saint-Esprit lui-même. Qu'on rapproche l'inoculation de ces Loix irréfragables, qu'on la compare avec elles, tout son systême s'écroule & s'anéantit à l'instant, livrée à la honte & au repentir, dépouillée de ses vains atours, elle n'est plus qu'un préservatif aussi criminel qu'il étoit peu sûr, désavouée par la raison elle devient proscrite & anathematisée par la religion, & des fruits amers, bien loin d'être produits par un bienfait de la providence, ne sont plus désormais que les avortons de la cupidité.

La mort & les maladies sont les punitions du péché : le germe des maladies n'est pas dans le sang.

In sudore vultus tui vesceris pane, donec revertaris in terram de qua sumptus es ; quia pulvis es, & in pulverem reverteris. Vous mangerez votre pain à la ſueur de votre viſage, juſqu'à ce que vous retourniez en la terre, dont vous avez été formé : car vous êtes poudre & vous retournerez en poudre. *Geneſ.* 3. 19.

Sitque pulvis ſuper omnem terram Ægypti : erunt enim in hominibus & jumentis ulcera, & veſicæ turgentes in univerſa Ægypti. Et cette pouſſiere ſe répandra ſur toute l'Egypte. Il s'en formera enſuite partout des ulceres & des tumeurs dans les hommes & dans les animaux. *Exod.* 9. 9.

Adjungat tibi Dominus peſtilentiam, donec conſumat te de terra, ad quam ingredieris poſſidendam. Percutiat te Dominus egeſtate, febri & frigore, ardore & æſtu, & aere corrupto ac rubigine, & perſequatur donec pereas. Le Seigneur vous frappera de peſte juſqu'à ce qu'il vous ait fait périr de la terre que vous allez poſſeder. Le Seigneur vous frappera de miſere, de fiévre, de froid, d'une chaleur brûlante, de la corruption de l'air & de la nielle, & il vous pourſuivra juſqu'à ce qu'il vous ait entierement consumé. *Deuter.* 28, 21. & 22.

Percutiat te Dominus ulcere Ægypti, & partem corporis, per quam stercora egeruntur, scabie quoque & prurigine, ita ut curari nequeas. Percutiat te Dominus amentia & cæcitate ac furore mentis. Le Seigneur vous frappera d'ulceres, comme il en frappa autrefois l'Egypte, & il frappera aussi d'une gale & d'une démangeaison incurable la partie du corps par laquelle la nature rejette ce qui lui est resté de sa nourriture, le Seigneur vous frappera de phrénesie, d'aveuglement d'esprit & de fureur. *Ibidem v.* 27. & 28.

Immisitque Dominus pestilentiam in Israel, de mane usque ad tempus constitutum, & mortui sunt ex populo, à Dan usque ad Bersabee septuaginta millia virorum. Le Seigneur donc envoya la peste dans Israël, depuis le matin de ce jour-là jusqu'au tems arrêté ; & depuis Dan jusqu'à Bersabée, il mourut du peuple soixante & dix mille personnes. 2. *Reg.* 24. 15.

Sed & lepra Naaman adhærebit tibi, & se-

mini tuo, usque ad sempiternum: & egressus est ab eo leprosus quasi nix. Mais en récompense la lepre de Naaman s'attachera à vous & à toute votre race pour jamais: & Giezi se retira d'avec son Maître tout couvert d'une lepre blanche comme la neige. 4. *Reg.* 5. 27.

Percussit autem Dominus Regem, & fuit leprosus usque in diem mortis suæ. Mais le Seigneur frappa ce Roi, & il demeura lépreux jusqu'au jour de sa mort. *Ibid.* 15. 5.

Et super hæc omnia percussit eum Dominus alvi languore insanabili. Cumque diei succederet dies, & temporum spatia volverentur, duorum annorum expletus est circulus: & sic longa consumptus tabe, ita ut egereret etiam viscera sua, languore pariter & vita caruit. Et par-dessus tout cela Dieu le frappa d'une maladie incurable dans les entrailles. Ainsi les jours & les tems se succedant les uns aux autres, deux ans se passerent: de sorte qu'étant tout consumé & pourri par la longueur de ce mal, il jettoit même ses entrailles, & il ne trouva la fin de son mal que dans celle de sa vie. 2. *Paralip.* 21. 18. & 19.

Et videns Jesus fidem illorum, dixit paralytico : confide fili, remittuntur tibi peccata tua. Jesus voyant leur foi, dit à ce paralitique : mon fils, ayez confiance, vos péchés vous sont remis. *Matth.* 9. 2.

Ecce sanus factus es, jam noli peccare, ne deterius tibi aliquid contingat. Vous voyez que vous êtes guéri, ne péchez plus à l'avenir, de peur qu'il ne vous arrive quelque chose de pire. *Joan.* 5. 14.

Stipendia enim peccati mors. Car la mort est la solde & le payement du péché. *Roman.* 6. 23.

Dum judicamur autem, à Domino corripimur, ut non cum hoc mundo damnemur. Mais lorsque nous sommes jugés de la sorte, c'est le Seigneur qui nous châtie, afin que nous ne soyons pas condamnés avec le monde. 1. *Corinth.* 11. 32.

Les causes ordinaires de nos maladies & de notre mort, ne pouvoient se rencontrer dans Adam. Les excès, les impressions violentes des passions, la corruption des humeurs, l'affoiblissement des organes, l'extinction de la chaleur naturelle, l'épuisement de l'humide radical, les mauvaises qualités des alimens, la violence des causes extérieures, rien de tout cela n'étoit à craindre à Adam dans le Paradis. *Calm. sur le 2. ch. de la Genes. 9.*

Ces autorités servent de preuve à l'observation sur la premiere supposition. Leur application est si facile, qu'il ny a pas de vrai Chrétien pour qui elle ne devienne une démonstration.

Confiance en Dieu, résignation à sa volonté, recours à lui, tranquillité sur les terreurs de l'avenir, ressource unique dans les passages difficiles & intriqués de la vie.

Hi in curribus & in equis: nos autem in nomine Domini Dei nostri invocabimus. Ceux-là se confient dans leurs chariots, & ceux-ci dans leurs chevaux: mais pour nous,

nous aurons recours à l'invocation du nom du Seigneur notre Dieu. *Psal.* 19. 8.

Bonum est confidere in Domino; quam confidere in homine. Il vaut mieux mettre sa confiance au Seigneur, que de la mettre dans l'homme. *Psal.* 117. 8.

Habe fiduciam in Domino ex toto corde tuo, & ne innitaris prudentiæ tuæ. Ayez confiance en Dieu de tout votre cœur, & ne vous appuyez point sur votre prudence. *Prov.* 3. 5.

Ne paveas repentino terrore: & irruentes tibi potentias impiorum. Dominus erit in latere tuo, & custodiet pedem tuum ne capiaris. Vous ne serez point saisi d'une frayeur soudaine, & vous ne craindrez point la puissance des impies qui viendront vous accabler. Car le Seigneur sera à votre côté, & il gardera vos pieds, afin que vous ne soyez point surpris. *Prov.* 3. 25. & 26.

Hæc dicit Dominus: maledictus homo qui confidit in homine, & ponit carnem brachium suum. Benedictus vir, qui confidit in Domino, & erit Dominus fiducia ejus. Voici ce que dit le Seigneur : maudit eſt l'homme qui met ſa confiance en l'homme, qui ſe fait un bras de chair. Heureux eſt l'homme qui met ſa confiance au Seigneur, & dont le Seigneur eſt l'eſpérance. *Jerem.* 17. 5. 7.

Bonus Dominus, & confortans in die tribulationis, & ſciens ſperantes in ſe. Le Seigneur eſt bon, il ſoutient les ſiens au jour de l'affliction, & il connoît ceux qui eſpérent en lui. *Nahum.* 1. 7.

Confidite ego ſum, nolite timere. Raſſurez-vous, c'eſt moi, ne craignez point. *Marc.* 6. 50.

Fidelis autem Deus eſt, qui non patietur vos tentari ſupra id quod poteſtis, ſed faciet etiam cum tentatione proventum ut poſſitis ſuſtinere. Dieu eſt fidéle, & il ne permettra pas que vous ſoyez tentés au-delà de vos forces ; mais il vous fera tirer de l'avantage de la tentation même, afin que vous puiſſiez perſéverer. 1. *Corinth.* 10. 13.

Benedictus Deus & Pater Domini noſtri Jeſu-Chriſti, Pater miſericordiarum, & Deus totius conſolationis, qui conſolatur nos in omni tribulatione nostra : beni soit le Dieu & le Pere de notre Seigneur Jesus-Christ, le Pere des miséricordes, & le Dieu de toute consolation, qui nous console dans tous nos maux. 2. *Corinth.* 1. 3. & 4.

A ces paroles de l'esprit saint, permettra-t-on qu'on joigne celle de l'homme, mais, celle d'un homme qui sera d'autant moins suspect aux inoculomanes, qu'il a fait l'honneur d'une nation, aux décisions de laquelle ils font gloire de se livrer, même les yeux fermés.

Voici comme s'exprime le célébre Addisson sur les craintes & les terreurs qui troublent les esprits foibles. Spectateur discours 7.

J. Knovv but one vvay offortifying my soul against these gloomy presages and terrors of mind, and that is, by securing to myself the friendship and protection of that being vvho disposes of events, and governs futirity. He sees, at one vviev, the vvhole thread of my existence, not only that part of it which i have already passed through, but that vvhich runs forvvard into all the depths of eternity. vvhen i lay me dovvn to ſleep, i recommend my ſelf to his care; vvhen i avvake, i give myſelf up to his direction. Amidſt all the evils that threaten me, i vvill look up to him for help, and queſtion not but he vvill either avert them, or turn them to my advantage. Though i knovv neither the time nor the manner of the death i am to die, i am not at all ſollicitous about it; becauſe i am ſure that he knovvs them both, and that he vvill not fail to comfort and ſupport me under them. Je ne connois qu'un ſeul moyen de me fortifier contre ces funeſtes préſages & ces terreurs de l'eſprit ; c'eſt de m'aſſurer de la bienveillance & de la protection de cet être ſuprême qui diſpoſe des évenemens, & qui gouverne l'avenir. Il voit d'un coup d'œil, toute mon exiſtence, non ſeulement ce qui en eſt déja paſſé, mais ce qui en roule & qui ſe précipite dans les profondeurs de l'éternité. Lorſque je vais dormir, je me recommande à ſes ſoins, & lorſque je me réveille, je m'abandonne à sa direction. Au milieu de tous les maux dont je suis menacé, j'ai mon recours à lui, & je ne doute pas qu'il ne les éloigne, ou qu'il ne les tourne à mon avantage. Quoique je ne sache pas l'heure de ma mort, ni quelle sera ma fin, je n'en ai pas la moindre inquiétude, très-persuadé que Dieu les connoît, & qu'il ne manquera pas de me consoler & de me soutenir dans ce dernier moment.

Ces régles, ces conduites dictées par la sagesse elle-même, excluent nettement & sans retour toutes voyes purement humaines, toutes recherches étrangéres & suspectes. La confiance, la résignation, la priere, jointes aux secours simples établis de Dieu même, sont les seuls recours légitimes & permis. L'inoculation fille d'une présomption téméraire, d'une terreur plus que panique, offerte aux hommes de la main d'un amour propre excessif, d'une cupidité effrenée, d'un avarice sordide, d'une crédulité puérile, ne nous offre aucun caractere de vérité, elle est entiérement hors de la régle, contraire à l'esprit & à la lettre, elle offense Dieu, elle se joue de l'humanité. Si une pratique aussi étrange eut osé se présenter à Jesus-Christ, à Job, à David, à Tobie, à Paul, enfin à tout autre serviteur de Dieu, comment en auroit-elle été accueillie? c'est sur ces modeles que tout chrétien doit se former. C'est par ce qu'eut fait Jesus-Christ, c'est parce qu'eussent fait les grands Saints en de pareilles occurrences, qu'on doit régler sa conduite, & que doivent être décidées les questions embarrassantes & compliquées, lorsqu'elles ne le sont pas dans des termes aussi formels que ceux que vient de nous présenter le Saint Esprit, avec tant de clairté & d'abondance.

Est-il permis à un Médecin de conseiller des remédes illicites tels que l'inoculation?

Sub interminatione anathematis prohibemus

ne quis medicorum pro corporali salute, aliquid ægroto suadeat, quod in periculum animæ convertatur. Nous défendons sous peine d'anathême, qu'aucun Médecin ne conseille aux malades des remédes, qui en rétablissant la santé du corps, mettroient en danger celle de l'ame. *Concil. Lateran. 1215. habit. c. 22. in Labb. collect.*

On pense que ce canon n'a pas besoin de commentaire.

Récapitulation des principaux Griefs.

L'inoculation donne une maladie factice & périlleuse à des personnes qui dans l'ordre naturel, ou n'auroient jamais eu une telle maladie, ou l'auroient eu seulement dans des tems plus reculés, & dans des circonstances prescrites par la providence.

De l'aveu même des Inoculateurs les plus déterminés, il est convenu que plusieurs personnes sont mortes dans cette opération, que plusieurs en ont conservé des restes affligeans.

Plus

Plus d'un quart du genre humain, la moitié même, ne doit jamais avoir la Petite Vérole.

La Petite Vérole naturelle n'eſt pas plus déletere que les maladies épidémiques de tous les genres.

La Petite Vérole naturelle a dans la Médecine des reſſources auſſi ſûres que légitimes.

L'inoculation peut ſervir de couverture à pluſieurs crimes.

Elle peut en communiquant la Petite Vérole, communiquer d'autres maux honteux & funeſtes, elle le peut quand même l'inoculation ne réuſſiroit pas dans ſon principal objet.

L'inoculation peut répandre dans l'air la contagion de la Petite Vérole, & rendre cette maladie plus commune & plus dangereuſe.

Elle eſt utile à peu de perſonnes.

Elle met un glaive à la main à des inſenſés & à des furieux.

S

Elle fut enfantée, & elle est nourrie par la cupidité.

L'Eglise peut la reprimer.

Par les instructions & les avertissemens de ses premiers pasteurs, en l'anathêmatisant, en la mettant, tant l'active que la passive au rang des cas réservés, les Prônes & les Catéchismes mettront en garde contre la séduction ; le tribunal de la pénitence retiendra ceux qui l'abordent, les déliberations & les décrets des facultés, les consultations & les décisions des docteurs & des casuistes imposeront silence aux zélateurs de cette étrange & inouïe méthode.

Les Magistrats peuvent la reprimer.

Par des réglemens, des ordonnances, portant des amendes & autres peines pécuniaires, même des peines corporelles, afflictives, & infamantes, selon l'exigence des cas, & dans les récidives; conformément aux loix établies contre la séduction & l'homicide.

On ose proposer ces vûes générales, dans la persuasion qu'elles sont nécessaires & indispensables dans leur exécution, à l'honneur de la religion & à la sûreté du citoyen. Mais on ne les propose que sous la réserve du respect & de la soumission qu'on doit aux puissances auxquelles elles sont adressées; & on ne les leur adresse que parce qu on sçait qu'en elles seules réside l'autorité & l'obligation de parler, d'enseigner, de reprendre, de corriger, d'ordonner & de défendre.

Non ascendistis ex adverso, neque opposuistis murum pro domo Israel, ut staretis in prælio in die Domini. Vous n'êtes point montés contre l'ennemi, & vous ne vous êtes point opposés comme un mur pour la maison d'Israël, pour tenir ferme dans le combat au jour du Seigneur. *Ezech. 13. 5.*

Peccantes coram omnibus argue, ut & cæ-

teri timorem habeant. Reprenez devant tout le monde ceux qui seront coupables de crime, afin que les autres ayent de la crainte. *1. Timot. 5. 20.*

Error, cui non resistitur, approbatur : & veritas, cum minime defensatur, opprimitur. Negligere quippe, cum possis deturbare perversos, nihil aliud est, quam fovere. Nec caret scrupulo societatis occultæ, qui manifesto facinori desinit. On approuve l'erreur à laquelle on ne s'oppose pas ; & l'on opprime la vérité, lorsqu'on ne la défend pas. C'est en effet protéger les méchans, que de ne pas renverser leurs projets. Et l'on peut soupçonner d'intelligence celui qui voit tranquillement commettre un crime manifeste. *Can. Error Dist. 83.*

Consentire videtur erranti, qui ad resecanda, quæ corrigi debent, non occurrit. Celui qui ne va pas au devant de ce qui doit être reprimé, pour en arrêter le progrès, paroît y donner son consentement. *Can. consentire. Ibidem.*

FIN.

ERRATA.

PAge 4. *ligne* 15. dix-sepieme, *lisez* dix-septieme, p. 5. *lig.* 7. a donné, *lis.* a donnés, p. 9. *lig.* 10. maladies épidemides, *lis.* maladies épidemiques, p. 10. *lig.* 3. petiie, *lis.* petite, p. 11. *lig.* 12. l'Hipocrate, *lis.* l'Hippocrate, p. 12. *lig.* 19. rigime, *lis.* regime, p. 14. *lig.* 2. des retours, *lis.* de retours, p. o *lig.* 10. l'historien, *lis.* listrion, p. 24. *lig.* 6. d'Hipocrate, *lis.* d'Hippocrate, p. 26. *lig.* 17. ses expériences. Que, *lis* ses expériences, que, p. 27. *lig.* 19. trompenses, *lis.* trompeuses, p. 28. *lig.* 9. acqueroient, *lis.* auroient acquis, p. 30. *lig.* 3. incommodés, *lis.* incommodes, p. 33. *lig.* 17 l'expérience téméraire, *lis.* l'inexpérience téméraire, p. 35. *lig* 21. l'exécution, *lis.* l'excursion, p. 42. *lig.* derniere, effacez pas, p. 43. *lig.* 9. inoculution *lis.* inoculation, p. 46. *lig.* 15. quarrs, *lis.* quarts, p. 58. *lig.* 9. quelqu'ait, *lis.* quelqu'air, p. 73. *lig.* 15. col. 2. mieux été, *lis.* été mieux, p. 77. *lig.* 18. col. 2. que des, *lis.* que de, p. 83. *lig.* 18. col. 1. tous, *lis.* toutes, p. 84. *lig.* 20. col 2. cette preuve, *lis.* cette épreuve, p. 88. *lig.* 8. col. 2. sujette, *lis.* sujettes, p. 90. *lig.* 6. col. 2. de la, *lis.* pour la, p. 91. *lig.* 5. col. 2. le secours. *lis.* les secours, p. 93. *lig.* 23. col. 1. serment, *lis.* ferment, *ibidem lig.* derniere, col. 2. n'avoit à son, effacez à, p. 95. *lig* 15. col. 2. Fernel cité, ajoutez p. 121. p. 109. *lig.* 12. col. 2. qui rende, *lis.* qui leur rende, p. 111. *lig.* 19. col. 2. prétend de, effacez de, p. 112. *lig.* 18. col. 1. eut-t-il, effacez t, p. 118. *lig.* 15. col. 1. certaines, *lis.* centaines, p. 121. *lig.* 2. col. 2. empruntés, *lis.* emprunté, *ibid.* *lig.* 7. vû, *lis.* vie, p. 128. *lig.* 13. col. 1. dans la, *lis.* dans sa, p. 131. *lig.* 2. col. 2. comparaisons, *lis.* comparaison, p. 163. *lig.* 14. qu'un dessein, *lis.* qu'au dessein, p. 182. *lig.* 13. 2. neg. 16. 20. *lis.* 2. neg. 16. 10.

Le Lecteur est prié de vouloir bien suppléer aux autres fautes, principalement à celles de ponctuation.

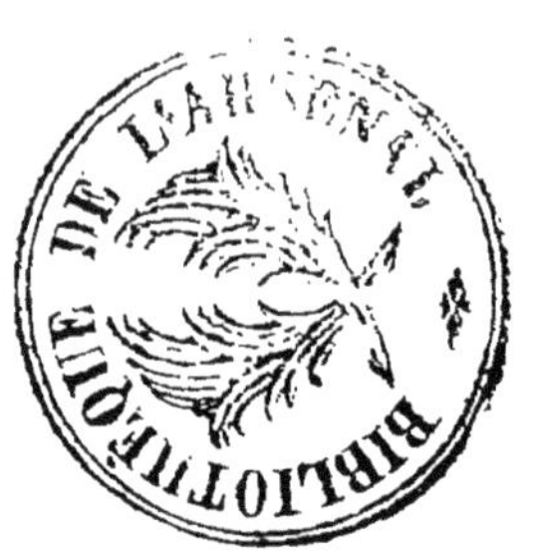

www.ingramcontent.com/pod-product-compliance
Ingram Content Group UK Ltd.
Pitfield, Milton Keynes, MK11 3LW, UK
UKHW020322230726
13925UKWH00002B/560